産業看護アセスメント

実践のための個人・集団／組織のアセスメントツール

日本産業看護学会理事長
河野啓子 監修

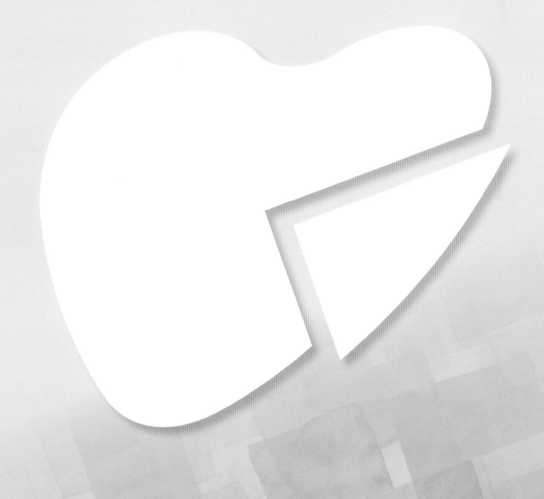

法研

はじめに

今なぜこの本を出版するのか

　時代の推移とともに産業保健の課題は変化し、わが国で産業看護がめばえた約100年前の結核対策を中心としたものから、労働安全衛生法が制定された50年あまり前の1972年当時のじん肺や職業がんなどの職業性疾病対策へと変化してきました。

　そして、現代では、さまざまな過剰ストレスによるメンタルヘルス対策、高年齢労働者の増加による疾病対策・重症化予防対策や仕事と疾病の両立支援対策、女性就業者の増加に伴う女性の健康課題への対策、化学物質の自律的管理への移行に伴う健康管理対策、COVID-19などの感染症対策、テレワークの増加に伴う健康課題対策など、職場における健康課題が多様化し、しかも深刻化しています。

　いつの時代も産業看護職は、産業保健専門職チームの一員として看護専門職の立場から働く人々の健康と安全に向けた支援活動を続けてきましたが、現代の健康課題をみてもわかるように、これらの課題を解決するためには、今まで以上に看護の専門性が求められています。

　看護の専門性とは何かについては、1991年に日本産業衛生学会産業看護研究会により示された「産業看護の定義」、2005年の日本産業衛生学会産業看護部会による「産業看護の定義の改訂版」に示されているところですが、2012年12月に設立された日本産業看護学会により産業看護学の体系化が進められ、産業看護の専門性・独自性がより明確になったことから、2023年7月にあらためて、日本産業看護学会による「産業看護の定義」が示されました。

　これらの定義に示された産業看護職の役割を具現化するためには、①働く人個人と彼らが属する集団／組織のアセスメントの方法を示すこと、②個人、集団／組織の看護診断名を開発すること、そして、③その診断名に示された看護現象を解決するために必要な看護ケアを提示し、④あわせてその成果を明確にすること、つまり、産業看護についての体系的な知識づくりが必要となります。産業看護は産業保健における看護専門分野ですから、これまでも産業看護の展開方法としては看護過程に則ってきました。

＊　　＊　　＊

　「さんごの会」（産業看護を研究する会の略称。熱意ある産業看護職による勉強会として1995年に設立。宝石のさんごの優しい色合いと輝きをイメージしてつけられた）では、産業看護学体系の構築を目指して勉強会が続けられてきました。約10年が経過したところで、その第一歩として「個人に対するアセスメントツール」を North American Nursing Diagnosis Association International（NANDA-I）の枠組みを参考に開発し、2005年にはその具体的な使い方も含めて一冊の本『すぐに役立つ産業看護アセスメントツール』にまとめることができました。

　この本は多くの産業看護職に活用していただき、働く個人に対する看護ケアの質的向上に役立ったとの嬉しい声が多数寄せられました。また、「集団／組織に対するアセスメントツール」の開発への要望も強まり、その開発を急ぐことになりました。

そして、8年の歳月を費やし、10人以上のメンバーの努力の積み重ねにより、ヨーロッパの産業看護職によって開発された Hanasaari 概念モデルや Anderson, E. T. のコミュニティ・アズ・パートナーモデルの考え方を参考に開発され、2014年に出版されたのが、現在多くの方々に活用していただいている『新版 すぐに役立つ産業看護アセスメントツール』です。この本には、2005年に出版された「個人に対するアセスメントツール」の修正版も併載しました。これにより、個人、集団／組織の両面からのアセスメントが可能となる、総合的なアセスメントツールの本ができたことになります。本書は多くの実践の場はもちろん、看護基礎教育の場でも活用されていますが、すでに在庫切れになっており、新しい本の出版が求められています。

　あたかも時を得たように、2023年7月に、日本産業看護学会による「産業看護の定義」が示されました。ここには産業看護の専門性・独自性が今まで以上に明確にされており、産業看護学の学問構築にとって強力な方向性が示されています。

　そのため、このたびの出版では、アセスメントの項目を見直し、時代を反映したツールを示すとともに、事例も現代の健康課題に関するものに厳選しました。本書が、学問としての産業看護学における看護過程の第1ステップであるアセスメントの重要性についてあらためて考える機会となることを願っています。その理由は、産業看護ケアの質はアセスメントによって決まるからです。

＊　　＊　　＊

　このたび執筆を引き受けてくださった産業看護職のみなさんは、すべての労働者が生き生きとした職業生活を送るために欠かせない、健康と安全の保持増進のための支援のあり方について常に考え、産業現場で、また教育研究の場で、実践を積んでおられる志の高い方々です。お忙しいにもかかわらず、ご協力くださいましたことに対し深謝いたします。

　最後に、『すぐに役立つ産業看護アセスメントツール』『新版 すぐに役立つ産業看護アセスメントツール』に引き続き、このたびの出版にあたっても温かく多大なサポートをいただきました、株式会社あどらいぶ企画室の武井真弓さんに心からのお礼を申し上げます。

　2024年10月吉日

執筆者を代表して　河野啓子

contents 産業看護アセスメント

はじめに ● 今なぜこの本を出版するのか ………………………………… 2

第1章 産業看護の専門性とこれからの方向性 ……………… 9

1. 産業看護のあゆみ ……………………………………………… 10
1）産業看護のめばえ …………………………………………… 10
2）昭和の初期から第二次世界大戦まで ……………………… 10
3）第二次世界大戦から労働安全衛生法の制定まで ………… 10
4）労働安全衛生法の制定における産業看護の位置づけ ……… 11

2.「産業看護の定義」初代から現在まで ……………………… 12
1）日本産業衛生学会産業看護研究会における
「産業看護の定義」の検討プロセス ……………………… 12
2）日本産業衛生学会産業看護部会における
「産業看護の定義」改訂検討プロセス ……………………… 13
3）日本産業看護学会による「産業看護の定義」検討プロセス … 15

3. これからの産業看護の方向性 ……………………………… 18
1）働く人の健康課題の変化と産業看護の専門性の必要性 ……… 18
2）大企業と中小企業の健康格差の拡大を防ぐための
看護職の貢献 ………………………………………………… 18
3）健康環境の変化を考えた産業看護活動 …………………… 19

第2章 産業看護とアセスメント ……………………… 23

1. 看護過程と産業看護過程 ……………………………………… 24
1）看護過程とは ………………………………………………… 24
2）看護過程の基盤 ……………………………………………… 26
3）産業看護過程 ………………………………………………… 26
4）産業看護モデル：Hanasaari モデル ……………………… 27

2．アセスメントの重要性 ……………………………………… 29
1）アセスメントに必要な系統的情報収集 ……………… 29
2）情報収集の方法 ……………………………………… 30
3）情報の分析からアセスメントの確定まで ……………… 30

3．アセスメントの手順 …………………………………………… 32
1）情報収集 ……………………………………………… 33
2）情報の整理 …………………………………………… 33
3）情報の精査 …………………………………………… 33
4）領域・大項目アセスメント ………………………… 33
5）健康課題ごとの情報・アセスメントの統合 ……… 34
6）総合アセスメント …………………………………… 34
7）総合アセスメントの優先順位づけ ………………… 34

4．産業看護アセスメントツールの意義と活用 ……………… 35
1）個人のアセスメントツールの意義と活用 ………… 36
2）集団／組織のアセスメントツールの意義と活用 …… 37

第3章 個人のアセスメントツール …………………………… 41

1．個人のアセスメントツールの枠組みと構成 ……………… 42
1）フェイスシート ……………………………………… 42
2）領域別シート ………………………………………… 44

領域1　ヘルスプロモーション ………………………… 45
領域2　栄養 ……………………………………………… 47
領域3　排泄 ……………………………………………… 48
領域4　活動／休息 ……………………………………… 49
領域5　知覚／認知 ……………………………………… 50
領域6　自己知覚 ………………………………………… 51
領域7　役割関係 ………………………………………… 52
領域8　セクシュアリティ ……………………………… 53
領域9　コーピング／ストレス耐性 …………………… 53
領域10　生活原理 ……………………………………… 54
領域11　安全衛生／防御 ……………………………… 55
領域12　安楽 …………………………………………… 56
領域13　成長／発達 …………………………………… 56

2．アセスメントの手順 ‥‥‥‥‥‥‥‥‥‥‥‥‥‥‥‥‥ 57

1）情報収集 ‥‥‥‥‥‥‥‥‥‥‥‥‥‥‥‥‥‥‥‥‥‥ 57
2）情報の整理 ‥‥‥‥‥‥‥‥‥‥‥‥‥‥‥‥‥‥‥‥ 58
3）情報の精査 ‥‥‥‥‥‥‥‥‥‥‥‥‥‥‥‥‥‥‥‥ 58
4）領域アセスメント ‥‥‥‥‥‥‥‥‥‥‥‥‥‥‥‥ 58
5）健康課題ごとの情報・アセスメントの統合 ‥‥‥‥ 59
6）総合アセスメント ‥‥‥‥‥‥‥‥‥‥‥‥‥‥‥‥ 59
7）総合アセスメントの優先順位づけ ‥‥‥‥‥‥‥‥ 59

3．事例で学ぶ個人のアセスメントツールの使い方 ‥‥‥‥ 60

事例1 ● Aさん（健康相談に訪れた26歳の男性）

1）Aさんの概要 ‥‥‥‥‥‥‥‥‥‥‥‥‥‥‥‥‥‥ 61
2）Aさんのアセスメントツール記入例 ‥‥‥‥‥‥‥ 61
3）Aさんの総合アセスメントへの思考過程 ‥‥‥‥‥ 72
4）アセスメントによって見えてきたAさん ‥‥‥‥‥ 74

第4章 集団／組織のアセスメントツール ‥‥‥‥‥ 75

1．集団／組織のアセスメントツールの枠組みと構成 ‥‥‥‥ 76

1）項目別シート ‥‥‥‥‥‥‥‥‥‥‥‥‥‥‥‥‥‥ 78

コア項目

大項目1　企業概要 ‥‥‥‥‥‥‥‥‥‥‥‥‥‥‥ 79
大項目2　対象集団／組織概要 ‥‥‥‥‥‥‥‥‥‥ 81
大項目3　人員構成 ‥‥‥‥‥‥‥‥‥‥‥‥‥‥‥ 82
大項目4　人事・労務・教育 ‥‥‥‥‥‥‥‥‥‥‥ 83
大項目5　文化 ‥‥‥‥‥‥‥‥‥‥‥‥‥‥‥‥‥ 84
大項目6　労働 ‥‥‥‥‥‥‥‥‥‥‥‥‥‥‥‥‥ 85
大項目7　健康 ‥‥‥‥‥‥‥‥‥‥‥‥‥‥‥‥‥ 86
大項目8　安全衛生 ‥‥‥‥‥‥‥‥‥‥‥‥‥‥‥ 87

サブ項目

大項目1　行政 ‥‥‥‥‥‥‥‥‥‥‥‥‥‥‥‥‥ 88
大項目2　経済 ‥‥‥‥‥‥‥‥‥‥‥‥‥‥‥‥‥ 88
大項目3　環境 ‥‥‥‥‥‥‥‥‥‥‥‥‥‥‥‥‥ 89
大項目4　社会資源 ‥‥‥‥‥‥‥‥‥‥‥‥‥‥‥ 90
大項目5　交通 ‥‥‥‥‥‥‥‥‥‥‥‥‥‥‥‥‥ 90

2．アセスメントの手順 …………………………………… 91
1）情報収集 …………………………………91
2）情報の整理 ……………………………… 92
3）情報の精査 ……………………………… 92
4）大項目アセスメント ……………………… 92
5）健康課題・強みごとの情報・アセスメントの統合 ………… 93
6）総合アセスメント……………………………… 93
7）総合アセスメントの優先順位づけ ………………………… 93

3．事例で学ぶ集団／組織のアセスメントツールの使い方 ………… 94
事例1●大規模事業場A社
1）A社の概要………………………………… 95
2）A社の大項目ごとのアセスメントツール記入例 ………… 96
3）A社の総合アセスメントへの思考過程 ……………… 107
4）アセスメントによって見えてきたA社 …………… 110
事例2●中規模事業場B社（従業員100人以上）
1）B社の概要 ……………………………… 111
2）B社の大項目ごとのアセスメントツール記入例 ………… 112
3）B社の総合アセスメントへの思考過程 ……………… 122
4）アセスメントによって見えてきたB社 …………… 126
事例3●中規模事業場C社（従業員100人未満）
1）C社の概要 ……………………………… 127
2）C社の大項目ごとのアセスメントツール記入例 ………… 128
3）C社の総合アセスメントへの思考過程 ……………… 139
4）アセスメントによって見えてきたC社 …………… 142

付録●そのままダウンロードして使えるシート集 ……………… 143
個人のアセスメントシート　　フェイスシート…………… 145
　　　　　　　　　　　　　　領域別シート…………… 146
集団／組織のアセスメントシート　項目別シート…………… 155
＊シートのダウンロードサービスについては144ページをご覧ください。

あとがき ………………………………………………… 166

執筆者一覧・執筆分担 ………………………………… 167

本文イラスト●酒井圭子　　　　　　　カバー・扉デザイン●株式会社ヴァイス
本文デザイン・組版●研友社印刷株式会社　　編集協力●株式会社あどらいぶ企画室

第1章

産業看護の専門性とこれからの方向性

1 産業看護のあゆみ

1）産業看護のめばえ

　欧米諸国では、まず、イギリスで1878年に Ms. Phillipa Flowerday がコールマン商会に、次いで、アメリカで1895年に Ms. Ada Mayo Stewart がバーモント大理石会社に雇用されています。すでに19世紀の後半に産業看護がめばえています。

　一方、わが国ではどうでしょう。大きく３つの説があります。

　１つは、1895（明治28）年に足尾銅山本山に医局が開設され、そこに看護婦（後の看護師、以下同）が雇用されたときとする説です。確かに看護婦が企業に雇用され、産業現場で仕事をしましたが、その業務は診療における医師の介助が主であり、本来の産業看護業務とはほど遠いものでした。

　２つ目は、公衆衛生を専攻した看護婦が企業に雇用され、予防活動を行うようになった1920年代（昭和のはじめ頃）とする説です。

　３つ目は、1969（昭和44）年に生まれたとする説です。この年は第16回国際産業保健学会（International Congress on Occupational Health：ICOH）が東京で開催され、世界の産業看護職が大勢日本へやってきて、わが国の産業看護に大きな影響を与えました。そして、「産業看護」という名称もこのときに生まれたことから、この説を採用したいという意見です。

　いずれも捨てがたいものがありますが、仕事の内容を中心に考えると、筆者は２つ目の説がふさわしいのではないかと思っています。その考えに従うと、わが国の産業看護も100年の歴史を刻んできたことになります。その歴史の上に現在の産業看護があり、将来の産業看護の方向性を見いだすためにも歴史は重要ですから、その概略をたどってみることにしましょう。

2）昭和の初期から第二次世界大戦まで

　この時期の産業保健の重要課題は、結核でした。

　そこで1933（昭和8）年、内務大臣管轄下社会局長官は日本産業衛生協会（現在の日本産業衛生学会）に対し、「労働者の肺結核予防上適当なる施設如何」について諮問しました。それに対する答申のなかで、保健看護婦（公衆衛生を専攻した看護婦）の設置を勧告しました。その結果、保健看護婦の企業への採用が注目されるようになりました。当時の保健看護婦の活動は、結核対策を中心とした感染症予防対策でしたので、具体的な業務は健康診断、保健指導、健康相談、衛生教育、家庭訪問といったものでした。

　1937（昭和12）年に保健所法が制定され、保健婦（後の保健師、以下同）という名称が生まれた頃から、第二次世界大戦のため多くの企業が軍需産業へと変わりました。また、戦時行政特例法が施行され、男性の成年労働者は戦場へ送り込まれ、企業では女性・年少者などが増加していきました。その結果、産業保健上の課題として結核に加え、重筋労働による健康問題をはじめ、二硫化炭素中毒等の化学物質による健康影響もクローズアップされることになりました。そのため多くの保健婦が企業で採用され、従業員の健康支援に貢献しました。

3）第二次世界大戦から労働安全衛生法の制定まで

　第二次世界大戦には負けましたが、日本人のもつ底力により、平和産業がすぐに復興しました。そこでは製造業、建設業、貨物取扱業、商業、金融広告業などに保健婦が雇用され、

まだなお、大きな健康課題であった結核対策に加えて、それぞれの企業のニーズに応じた産業看護活動が地道に行われていました。

戦後の労働安全衛生は、法的には1947（昭和22）年に制定された「労働基準法」の省令として労働安全衛生規則が定められ、これに則って推進されていました。これがいわゆる衛生管理者制度であり、産業保健活動は衛生管理者によって遂行され、医師も当時は「医師である衛生管理者」という呼称でした。産業看護職は多くが「衛生管理者」として活動しました。しかし、この制度のもとでは自分たちの看護という専門性を生かすことが難しく、その是正のためもあり、1954（昭和29）年に日本看護協会保健婦会により、産業保健婦研究会が設立され、産業保健活動の看護専門職としての方向づけに努力が重ねられました。

また、1962（昭和37）年には、健康保険組合連合会による「事業所保健婦研修会」がスタートし、以後、毎年定期的に開催され、事業所保健婦の資質の向上に力が注がれました。その中心となった看護職が深澤くにへ先生です。現在の産業看護発展の礎を築いた方であり、ご存じの方も多いと思いますが、先生は結核研究所保健婦研修初期桐蔭学園を卒業後、1952（昭和27）年から国鉄中央保健管理所（後のJR中央保健管理所）に勤務し、1973（昭和48）年、同所を総婦長の立場で退職。その後、健康保険組合連合会に入り、産業看護職の資質の向上に大きく貢献されました。また、日本初の産業看護職の学術団体である日本産業衛生学会産業看護研究会の代表も務められました。

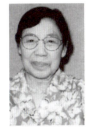

深澤くにへ先生

4）労働安全衛生法の制定における産業看護の位置づけ

1947（昭和22）年以来、働く人への安全衛生は労働基準法のもとで省令としての労働安全衛生規則によって進められてきたことは先に述べたとおりですが、時代の進展とともに複雑さを増してきた安全衛生は、その重要性を踏まえて独立した法律が必要との認識から、1972（昭和47）年、25年ぶりに「労働安全衛生法」が制定されました。

その結果、医師は「医師である衛生管理者」から「産業医」へと名称変更され、衛生管理者とともに設置基準・業務内容が示されました。ところが、産業保健婦については、従来どおり衛生管理者として機能するように位置づけられました。それは、1972（昭和47）年9月18日に当時の労働省通達「労働安全衛生規則の施行について」のなかで、衛生管理者の免許を有する保健婦の積極的活用が示されたこと、また、1973（昭和48）年6月26日の労働省通達で、「衛生管理者としての保健婦の活用」として業務内容や処遇の改善が示されたことからも明らかな事実です。

なぜ、「産業保健婦」は法制化されなかったのか。その理由は大きく2つあると考えます。1つは、当時の産業保健の中心課題は業務起因性の健康障害防止対策であり、産業医、衛生管理者で対応が可能であったこと、もう1つは、産業看護の専門性について社会の理解が得られていなかったことです。特に後者の理由については、当時の社会学者が、医師や弁護士などは専門職と認めるものの、看護職は「半専門職」との見解を示していたことから、看護職のなかでも新しい分野である産業看護について理解が得られなかったのは、ある意味、しかたのないことであったともいえます。

＊

そこで、ここから産業看護の専門性を確立する努力が猛ダッシュで始められることになりました。そのためにまず必要なことは、全国的なコンセンサスに基づいた「産業看護の定義」をつくることでした。そして、そのためには産業看護職の学術団体を設立することが不可欠なことから、まずは、1977（昭和52）年開催の第50回日本産業衛生学会（久留米）中に、初の産業看護の自由集会が開催され、59名の産業看護職と4名の産業医が参加しました。

会場は熱気に包まれ、産業衛生学会内に産業保健婦・看護婦のための研究会を設立してほ

しいとの要望が全会一致で採択されました。そして、翌1978（昭和53）年に、第51回日本産業衛生学会総会（松本）において、その設立が認められ、正式に発足しました。その代表世話人に就任されたのが、深澤くにへ先生です。この会では、産業看護の発展のために全国組織をつくり、さまざまな活動が行われましたが、ここでは専門性を明示するために必要な「産業看護の定義」に焦点を当てて述べることとします。

「産業看護の定義」初代から現在まで

1）日本産業衛生学会産業看護研究会における「産業看護の定義」の検討プロセス

（1）第14回産業看護全国協議会（1985年11月8日・大阪）

テーマを「産業保健領域での看護職の役割Ⅰ」として、次の2つのプログラムが実施されました。①ICOH（International Commission on Occupational Health）、SCOHN（Scientific Committee on Occupational Health Nursing）の委員である奥井幸子先生と筆者・河野啓子とのテーマに関する討議。②テーマについて「私はこう考える」という、木村恵子氏、橋口慶子氏、西内恭子氏、上田美代子氏によるパネルディスカッションに続き、会場との討議。

（2）第15回産業看護全国集会（1986年10月5日・横浜）

次の2つのプログラムが行われました。①奥井幸子先生の講演「ICOHと私」。②パネルディスカッション「産業保健領域での看護職の役割Ⅱ」では、柳下澄江氏、黒沢栄子氏、箕輪尚子氏、小畑由紀子氏、富山明子氏による見解の発表に続き、会場との討議。

（3）深澤くにへ産業看護研究会世話人代表からの呼びかけ（1987年3月1日）

各地方会代表者に向けて、「産業看護の定義と産業看護職の役割」について可能なかぎり多くの会員の意向を汲んだ意見をまとめ、第16回産業看護全国集会において発表してほしいとの要望が発出されました。

（4）第16回産業看護全国集会（1987年4月9日・東京）

「産業保健領域での看護職の役割Ⅲ」というテーマで、九州地方会・今村幸子氏、中国地方会・鈴木美代氏、近畿地方会・船岡恵美子氏、東海地方会・荻田佳子氏、関東地方会・水梨律子氏が、それぞれ地方会としての考え方を披露。それを受けて会場から多くの意見が寄せられ、喧々諤々、議論は収拾する気配がありませんでした。そこで世話人会でまとめることを条件に、いったん散会。世話人会では「産業看護の定義と産業看護職の役割」のまとめを行うためのワーキンググループを設置し、今後の作業を進めることになりました。

若輩者ではありましたが、このWGのメンバーに加えていただいたことが、その後の筆者の産業看護への思いをいっそう増大させることとなり、ありがたく思っています。

（5）ワーキンググループ（WG）会議

第1回のWG会議は1988年11月2日、東京で開催されました。その後、第2回が1988年12月2日、第3回が1989年1月29日、第4回が1989年2月11日、第5回が1989年3月21日、いずれも東京で開催され、毎回の熱い論議をもとに、「産業看護の定義・役割・能力・職務について」一定の方向性が示されました。その結果が深澤代表から各地方会代表に送付

され、それぞれの地方会での検討依頼がなされました。

(6) 産業看護研究会臨時代表者会議の開催（1989年7月8〜9日・東京）

WGからの「産業看護の定義・役割・能力・職務について」（案）に関する各地方会での検討結果について、九州地方会、中国地方会、近畿地方会、関東地方会、北海道地方会からの報告がなされ、いつものように熱い討議を経て一応のコンセンサスが得られました。

(7) 第22回産業看護全国集会（1989年9月1日・福岡）

産業看護研究会臨時代表者会議でコンセンサスの得られた「産業看護の定義・役割・能力・職務について」（案）が全国集会で報告され、総意が得られました。その案を再度地方会で検討し、意見があれば9月20日までに深澤代表に提出することとし、代表者会議のメンバーに諮ったうえで、産業看護研究会としての最終案が決定されました。

この案を「産業医学vol.32 1990」に投稿し、産業医をはじめとした看護職以外の産業保健専門職からの意見を取り入れ、1991年10月1日付で最終決定とされました。

(8) 日本ではじめての全国的なコンセンサスを得た「産業看護の定義」

以上のようなプロセスを経て、日本ではじめての全国的なコンセンサスを得た「産業看護の定義」が出来上がりました。1985年から1991年、足掛け6年の歳月を費やした労作です。その作成に関わらせていただいたメンバーの一人として、ようやく産業看護の専門性が見えてきた気がして胸が熱くなる思いでした。その定義は表1のとおりです。

表1 ● 日本産業衛生学会産業看護研究会「産業看護の定義」（1991年）

> 産業看護とはあらゆる職業に従事する人々に対して、産業保健の目的、すなわち職業に起因する健康障害を防止すること、健康と労働の調和を図ること、健康の保持増進を図ることを達成するために、看護の理念に基づいて組織的に行う集団および個人に対する健康支援活動である。
> ここでいう看護の理念とは下記の通りである。
> あらゆる人々に対して、その健康レベルに応じて、健康的にかつ自主的に生きていくことを支援することである。相手を全人的にとらえ、その自助力に働きかけ、気持ちや生きがいを尊重し、対象との人間関係を通じて、生活適応への支援活動を行うことを特徴とする。
>
> 日本産業衛生学会産業看護研究会　1991年10月1日

2）日本産業衛生学会産業看護部会における「産業看護の定義」改訂検討プロセス

(1) 平成14年度産業看護部会第4回幹事会（2002年10月25日・熊本）

部会長・河野啓子から「産業看護の定義」について改訂の提案がなされ、その理由として以下の2つが示されました。1つは1991年の「定義」決定の後、私たちが参考としたILOとWHO合同の産業保健の目的が1995年に見直されたこと、2つ目は産業保健の国内外の動向で「自主対応型」が強化されたことです。

幹事会では、改訂については慎重に行うべきとの意見もありましたが、もちろんその意見も尊重しつつ、改訂案を部会長、上野美智子副部会長、和田晴美副部会長、西田和子教育担当幹事で作成し、幹事会に諮ることで合意されました。

（2）平成15年度日本産業衛生学会産業看護部会第3回幹事会（2003年10月17日・浜松）

提案された産業看護の定義改訂案について長時間に及ぶ審議が行われ、最終的には幹事の全員一致で承認されました。ただし、部会員の意見を取り入れることは重要であるため、今後1年間、産業看護部会総会をはじめ各地方会でのイベントなど、さまざまな機会に部会員から意見を募り、1年後を目途に最終案を決定する（予定）ということで合意されました。さらに、第13回産業看護部会総会（2003年10月18日・浜松）で、幹事会で合意の得られたものに、いくつかの意見が追加されました。

このような経緯から、部会員の意見を反映するには相当な努力が必要となるため、平成15年度産業看護部会第4回運営会議（2004年1月25日・東京）において上野美智子副部会長から2つの提案がなされました。1つは、第14回産業医・産業看護全国協議会（第14回部会総会も同日に開催）で「産業看護の専門性について考える」をテーマにパネルディスカッションを行い、定義についての意見を収集すること。もう1つは、ホームページ上で広く意見を求めることでした。

（3）日本産業衛生学会産業看護部会における「産業看護の定義」改訂のポイント

上野美智子副部会長の提案に基づき、具体的な意見収集が行われましたが、これらは平成16年度産業看護部会第1回幹事会（2004年4月14日・名古屋）、第1回運営会議（2004年7月18日・東京）で討議され、平成17年度産業看護部会第1回幹事会（2005年4月22日・東京）で最終審議が行われました。そして、幹事全員の合意を得た「産業看護の定義」改訂案が、第15回産業看護部会総会（2005年4月23日・東京）で承認されました。

その改訂のポイントを2つ、表2にまとめます。

表2● 日本産業衛生学会産業看護部会「産業看護の定義」改訂のポイント（2005年）

1. 産業保健の目的についての変更
 ①旧定義では、産業保健の目的として、ILOとWHOの合同委員会がこの時点で提示していた3つの目的を示していたが、新定義では同合同委員会の目的の改訂に合わせて4番目が追加された。
 ②1番目の目的にある「防止」が「予防」に変更された。
 ③3番目の目的に「労働能力」が追加された。

2. 自主対応型への対応
 旧定義では産業看護職主導の活動表現であり、「事業者責任と労働者参加」といった自主対応型の表現がなされていなかった。
 旧定義の制定のとき（1991年）も国際動向としては自主対応型が一般的になってきていたが、わが国では1999年に「労働安全衛生マネジメントシステムに関する指針」が出される前まではそれほど一般的とはいえなかった。
 そのため、旧定義ではその表現がなされなかった。これからの産業保健・産業看護活動のあり方として、自主対応型を示すことが必要との見解から、見直しが行われることとなった。

（4）日本産業衛生学会産業看護部会による「産業看護の定義」改訂版の決定

以上のプロセスを経て、こちらも足掛け4年の歳月をかけ、右ページの表3のような、時代の変化に応じた「産業看護の定義」改訂版が完成しました。

この改訂版は、看護の専門性を明確にしたもので、現在の産業保健の現場で受け入れやすいものとの評価が高く、大変優れたものでした。

しかし、「産業看護学の発展と高度な実践能力・実践方法の開発により、社会に貢献すること」を目的に設立された日本産業看護学会も10年目の節目を迎え、その間、産業看護の専門性を高めるために、学術集会の開催、学術誌の発行、教育カリキュラムの開発などの研究・教育活動、さらには産業看護学の体系化など、さまざまな努力がなされてきました。

表3●日本産業衛生学会産業看護部会「産業看護の定義」改訂版（2005年）

　産業看護とは、事業者が労働者と協力して、**産業保健の目的**^{注1}を自主的に達成できるように、事業者・労働者の双方に対して、**看護の理念**^{注2}に基づいて組織的に行う個人・集団・組織への健康支援活動である。

日本産業衛生学会産業看護部会　2005年4月23日

注1：産業保健の目的
①職業に起因する健康障害を予防すること
②健康と労働の調和を図ること
③健康および労働能力の保持増進を図ること
④安全と健康に関して好ましい風土を醸成し、生産性を高めることになるような作業組織、労働文化を発展させること

注2：看護の理念
健康問題に対する対象者の反応を的確に診断し、その要因を明らかにして、問題解決への支援を行う。その支援に際しては、相手を全人的にとらえ、その自助力に働きかけ、気持ちや生きがいを尊重することが求められる。

　また、学問体系の構築のためには、産業保健専門職チーム、看護専門分野それぞれにおける産業看護の独自性・専門性をより明確にした、新たな「産業看護の定義」が必要と考えました。そこで、筆者は理事長としてこの重要案件を理事会に提案し、その結果、「産業看護の定義プロジェクトチーム」が設置されました。チームのリーダーは畑中純子副理事長、メンバーとして、落合のり子副理事長、伊藤美千代産業看護学体系化委員長、中村華子産業看護学体系化委員（実践者）、磨田百合子日本産業看護学会員（実践者）、そして筆者も加わりました。

3）日本産業看護学会による「産業看護の定義」検討プロセス

（1）プロジェクト会議（全18回）の経過

　第1回のプロジェクト会議は、2021年12月18日に開催されました。2005年に日本産業衛生学会産業看護部会によって示された「産業看護の定義」（改訂版）の作成プロセスを振り返り、そのことを大切にしながら、日本産業看護学会で新しく作成する「産業看護の定義」の意味を確認することから作業が開始されました。

　また、「定義」とは何かといった基本的なことからメンバーの考え方の統一がなされました。「定義」とは論理学の世界で発展した言葉であり、「概念の内包（内部に包摂されるという意味）を明確にして、その外延（意味するものの限界）を確定すること」とされていますが、これらを受けて、一般的な表現として用いられる「ある物事の意味や内容を他と区別できるようにするために、言葉で明確に限定して説明すること」という理解で合意がなされました。まさに、「産業看護の定義」は、産業看護の独自性・専門性を示すものであることを体現するものといえるでしょう。

＊

　第2回の会議は、2021年12月28日に行われました。ここではメンバー各自が考えた定義をもとに検討され、「定義を簡潔に示し、その説明を加えるのか、2005年の改訂結果のように、定義のなかですべてを説明し、注釈をつけるのか」などが討議されました。

　第3回は2022年1月12日に開催され、「雇用労働者のみを対象とするのか」「すべての労働者を対象にするのか」について熱い議論がくり広げられました。2005年の「改訂版」では、現行の法制度に則って雇用労働者のみを対象にしていましたが、学問としての立場を考えると「あらゆる職業に従事する人」を対象とすべきとの結論に達しました。

　第4回は2022年1月25日に開催され、定義に産業保健の目的、看護の理念を入れ込むの

かが検討され、2022年2月15日開催の第5回では、「定義」はあるべき姿を示すのか、現行法制度に則って示すのがよいのかが検討され、現状を踏まえながらあるべき姿を示す、現状を核としてあるべき姿を考えるなど、さまざまな意見が出されました。

第6回〜第13回の会議では、今まで出された意見を中心に詳細にわたってメンバーの合意が得られるまで討議が重ねられました。

第14回（2022年10月28日）〜第15回（2022年11月9日）では、パブリックコメントでいただいた14件の意見について検討されました。

第16回（2022年12月12日）では、産業看護学体系化委員会からの提言（産業看護の特徴であるポジティブヘルスが盛り込まれていない）を受けてメンバー間で慎重な討議が行われ、ポジティブヘルスに関する修正が加えられ、その結果を産業看護学体系化委員会に伝え、最終案が理事会に提出されました。

第17回（2023年2月6日）のプロジェクト会議では、全体を俯瞰し、修正点もこの場で確認されました。その結果を理事会に報告し、一部修正のうえ合意が得られました。定義における言葉の表現として、自分たちが抱える事項を「問題」とするのか「課題」とするのかについて討議を続けてきましたが、ポジティブヘルスを入れるのであれば、「課題」ではなく、「問題」が適切との結論に達しました。このように一つひとつの言葉の意味を大切に検討がなされました。

最終回の第18回（2023年3月29日）では、2月19日に開催された理事会での審議をもとに、プロジェクトとして最終案が決定されました。その結果は、畑中プロジェクトリーダーから理事長・河野に提出され、理事長から10名の理事へ文書で最終案が報告されました。そして、2023年7月24日の評議員会で、この最終案が「日本産業看護学会による定義」として議決され、決定ということになりました。

（2）日本産業看護学会における「産業看護の定義」決定

この定義は、表4のように3つのパラグラフで構成されています。最初のパラグラフには産業看護とは何かを、2番目には産業保健専門職チームで行う産業保健活動のあり方を、そして3番目には産業保健専門職チームの一員として活動する産業看護職の役割が示されています。まさに、産業看護の独自性・専門性がこの定義に凝縮されているといえるでしょう。

表4 ● 日本産業看護学会「産業看護の定義」（2023年）

産業看護とは、産業保健における看護専門分野であり、働く人々が健康と安全の保持増進を図れるように支援することを目的とし、これらを通して、働く人のQOLならびに組織の生産性の向上に寄与するものである。

産業看護職は、産業保健専門職チームの一員として活動する。産業保健専門職は、事業者が労働者の協力を得て、産業保健における事業者責任を果たせるように、事業者・労働者の双方に対して、公正かつ中立を旨として、チームで支援する。その活動に当たっては、関係者・関係機関と連携・協働し、個人・集団／組織に対して、組織的に支援する。

産業看護職は、健康に対する対象者・対象集団／組織の反応を診断し、問題解決やポジティブヘルス推進を支援する。対象者に対しては、個人を全人的にとらえ、価値や生きがいを尊重し、その自助力に働きかけ、労働生活への適応を支援する。対象集団／組織に対しては、これらを包括的にとらえ、それぞれの実情を勘案し、作業条件ならびに職場環境を整備する自主的活動を支援する。

日本産業看護学会　2023年7月24日

（3）本定義の関係者・関係機関での受けとめについて

　理事長による、2023年8月から2024年1月に実施されたヒアリングの結果は、以下のとおりでした。

産業看護職：広報委員会で作成されたA4サイズの「産業看護の定義」のフライヤーを額に
　　　　　　入れて自室に掲示し、課題を抱えるたびにそれを確認して自分の役割を考える
　　　　　　ようにしたり、また、産業保健関係者の会議の場でフライヤーを提示・紹介
　　　　　　し、自分たちの専門性をアピールするために活用するなどしていた。

労　働　者：複数の安全衛生関連の研修会に出席した労働者の意見（約850人）としては、
　　　　　　健康に対する反応を診断するといった専門性が理解しにくいとの意見が多数み
　　　　　　られたが、具体例を説明することによって、大方の理解が得られた。

経　営　者：ライオンズクラブ、ロータリークラブでの懇談会の場（延べ52人）で、定義を説明
　　　　　　した結果、少数ではあるが医師との専門性の違いが理解できたとの意見もあり、な
　　　　　　かにはこれからの安全衛生にとって、産業看護職は重要な専門職との声もあった。

人事・労務担当者：人事・労務管理者や社会保険労務士（約100人）に意見を聞いたとこ
　　　　　　ろ、他の産業保健専門職との違いがわかりやすいとの意見が多数を占めた。

産　業　医：産業医と産業看護職との専門性の違いがよりクリアになったと思うが、この内
　　　　　　容を関係者に理解してもらうためには、かなりの努力が必要ではないかとの意
　　　　　　見が複数みられた。

他領域の看護職：臨床看護職（約150人）の意見では、産業看護職の専門性が理解できる内
　　　　　　容との意見が多かった。

③ これからの産業看護の方向性

1) 働く人の健康課題の変化と産業看護の専門性の必要性……………………

「1.産業看護のあゆみ」で述べたように、産業看護がめばえた約100年前の産業保健の健康課題は結核を中心としたものでしたが、時代の推移に伴って、職業がんやじん肺といった職業性疾病が中心課題となり、現代ではメンタルヘルス関連や作業関連疾患が大きな課題となっています。

いうまでもなく、メンタルヘルスケアに当たっては、対象（個人・集団／組織）の背景を熟知し、対象者に寄り添い、関係者・関係機関と協働しながら、対象者の自助力を高めることが大切であり、組織的な環境整備も必要であることから、まさに看護の専門性を存分に発揮できる領域といえます。

また、作業関連疾患対策においては、職業性因子のみに起因する職業性疾病と異なり、一般の人の間にも広く存在する多因子の疾患、つまり、心身の負担の大きい仕事や多忙な生活により生活習慣が乱れることで、その発病が早まったり、もともとあった病気が増悪することを予防することが看護職の役割となります。

したがって、ファーストラインプロフェッショナルとして社員の身近にあり、仕事と私生活の情報を多く得ている産業看護職は、過重労働はもちろん、労働の生活習慣への影響が危惧される場合の情報の把握ができやすい立場にあり、早期対応が可能です。健康的な生活習慣に向けての保健指導も、看護過程の最初の段階であるアセスメントにより、対象者の生活原理（生きがい、働きがいなど）をはじめとしたバックグラウンド情報を得ていることから、対象者のQOL向上に貢献できる支援が可能となり、行動変容が期待できると考えます。

さらに、超高齢化により「病気を抱える労働者」の割合が増えていることから、「治療と仕事の両立支援」も大きな健康課題となっており、「障がいをもつ労働者」も年ごとに増えています。両者ともに、それぞれの対象者に対して個別にきめ細かな健康支援・生活適応支援が必要とされています。

以上のように、現代の多様性のある、複雑で深刻化した健康課題に対しては、固定的で画一的な健康支援では対応が難しく、看護の理念に基づいた、きめ細かな健康支援が必須となります。そこで産業看護職への期待が高まり、その期待に応えるためには、産業看護職の専門性を身につけた活動が求められているといえるでしょう。

2) 大企業と中小企業の健康格差の拡大を防ぐための看護職の貢献…………

昨今の健康経営に向けた動きから見て、中小企業のなかには大企業以上の手厚い産業保健活動を行っているところもありますが、それはあくまで一部の企業にすぎません。たとえば、産業保健の重要な活動のひとつである一般健康診断は、労働安全衛生法において、企業規模を問わず、すべての事業者に実施が義務づけられていますが、50人未満の事業場ではそれさえ実施されていない場合があります。おそらく、50人未満の事業場には労働基準監督署への報告義務がないことをもって、一般健康診断の実施義務はないと勘違いしている側面もあるかもしれませんが、それ以上に経営基盤の脆弱さから実施したくてもできないといった事情も大きいと思います。その対策として国によるさまざまな助成金制度が設けられてきましたが、それらを上手に活用できるところは少なく、助成金以外で活用できる有用な地域窓口（地域産業保健センター）も年ごとに充実してきているものの、その活用は十分とはいえません。

その実情をよくあらわしたエピソードがあります。それは、働く人への健康支援を通してすべての働く人のQOL向上を目指し、ユダヤ人宗教哲学者、マルティン・ブーバーの言う「いとし子を抱きしめている、あの温かい看護の心」をもって日々活動している開業保健師の中村泰子さん（合同会社ニコニコヘルス代表）から伺ったものです。

中村さんは、行政保健師から出発し、40歳代になってから産業保健の分野に転身し、大企業で活動していた方です。60歳を機に雇用延長をせずに退職し、現在、個人事業主（後に法人化）として複数の中小企業において産業保健活動を行っています。かつて大企業での充実した産業保健活動を経験し、それが当たり前と思っていた中村さんですが、中小企業では労働安全衛生法の最低ラインをカバーしているだけのところが多く、あまりの格差に愕然としたとのことです。

私たち産業看護専門職は、すべての働く人の安全と健康の保持増進への支援を通して働く人のQOLと組織の生産性の向上を目指しています。そのため、現行法制度ではカバーしきれない中小企業への産業看護サービスの充実を図り、大企業と中小企業の健康格差を解消するために貢献することが重要な責務といえます。そのことを再認識させられたエピソードといえるでしょう。

3）健康環境の変化を考えた産業看護活動

(1) 企業経営を取り巻く環境の変化

超高齢社会が加速する状況下、人材不足が深刻化しています。労働市場が売り手市場になるなか、求職に当たっては労働環境が重視される傾向が出てきています。図1は、経済産業省「平成28年度健康寿命延伸産業創出推進事業」の資料として示されている「就活生とその親が就職先に望む勤務条件」ですが、その傾向をよく示しています。

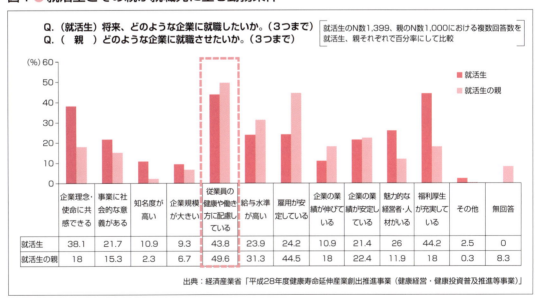

図1 ● 就活生とその親が就職先に望む勤務条件

また、SDGs、ESG投資などの労働環境を重要視する国際的な潮流や人的資本投資といった非財務情報に関するディスクロージャー化も求められるようになってきています。

なお、岸田政権が掲げた「新しい資本主義」の柱に位置づけられた「人への投資」の抜本的強化も経営環境の変化として影響が大きいと考えられます。

このような企業経営を取り巻く環境の変化を念頭に、看護専門職として何ができるかを常に考えることが必要となります。

（2）政府の動き

「経済財政運営と改革の基本方針2023」（骨太の方針2023）に示されている「多様な働き方の推進」を概観し、政府の動きを見てみましょう。

そこには、「三位一体の労働市場改革と併せて、人手不足への対応も視野に入れ、多様な人材がその能力を最大限活かして働くことができるよう、多様な働き方を効果的に支える雇用のセーフティネットを構築するとともに、個々のニーズ等に基づいて多様な働き方を選択でき、活躍できる環境を整備する。（中略）あわせて、時間や場所を有効に活用できる良質なテレワークやビジネスケアラーの増大等を踏まえた介護と仕事の両立支援を推進するほか、勤務間インターバル制度の導入促進、メンタルヘルス対策の強化等の働き方改革を一層進めながら、副業・兼業の促進、選択的週休3日制度の普及等に取り組む」と記されています。

まさに、今まで固定的であった政府の働き方に関する考えを柔軟性のあるものにし、国民の多様性を重んじた政策を打ち出しているといえるでしょう。

（3）産業保健をめぐる行政の動き

2022（令和4）年、厚生労働省に「産業保健のあり方に関する検討会」が設置され、今後の産業保健のあり方が検討されることになりました。

その目的は、以下のように示されています。

「職場における労働者の健康保持増進に関する課題は、メンタルヘルスや働き方改革への対応、労働者の高齢化への対応、女性の就業率の増加に伴う健康課題への対応、治療と仕事の両立支援、テレワークの拡大による課題への対応、化学物質の自律管理への対応など、多様化しており、現場のニーズの変化に対応した産業保健体制や活動の見直しが求められている。

また、法令に基づく産業保健体制が整備されているものの、産業保健活動が効果的に行われず、労働者の健康保持増進が有効に図られていない事業場も多いことや、保健事業を実施する保険者との連携が十分に行われていない事例もあることから、より効果的に産業保健活動の推進を図る必要がある。

さらに、産業医の選任義務のない労働者数50人未満の事業所においては、産業保健活動が低調な傾向にあり、地域医療・保健との連携なども含め、こうした小規模事業所における産業保健体制の確保と活動の推進が必要となっている。

こうしたことから、産業現場のニーズを踏まえつつ、より効果的に産業保健活動が推進されるよう、産業保健に関わる者の役割分担や連携のあり方、保険者等との連携のあり方、小規模事業場における産業保健活動のあり方について検討することとする」

＊

また、検討会のメンバーも、全国中小企業団体中央会常務理事、公益社団法人日本看護協会常任理事、公益社団法人日本医師会常任理事、公益社団法人全国労働衛生団体連合会専務理事、全国衛生管理者協議会監事、健康保険組合連合会組合サポート部長（保健担当）、一般社団法人日本経済団体連合会労働法制本部長、日本労働組合総連合会総合政策推進局長、全国健康保険協会理事、社会福祉法人三井記念病院精神科部長、東京大学未来ビジョン研究センターデータヘルス研究ユニット特任教授、近畿大学法学部法律学科教授、公益社団法人日本人間ドック学会理事、産業医科大学産業生態科学研究所教授など、産業保健に関わる幅広い人材で構成されています。

この検討会の設置の報に接したとき、これで日本の産業保健もフィンランドやスウェーデ

ンのように柔軟性のある制度に変わり、産業看護職が目指している現代の健康課題にマッチした多様なケアができる、そして中小企業を含めてすべての労働者に必要な産業保健サービスができる、と胸の高まりを覚えました。

＊

ところが、関係諸団体の合意が得られず、日本の産業保健の将来を左右する大切な検討会が中止に追い込まれました。それでも本検討会の見解として、「社会のニーズに合わせて柔軟な仕組みに見直す必要性について」述べられています。

1つは、事業場ごとの体制構築を求める柔軟化です。その具体例として、企業単位での小規模事業場も含めた産業保健管理、企業グループやサプライチェーンを通じた産業保健サービス網の拡大、地域リソースを活用した地域単位での産業保健体制の構築などがあげられています。

2つ目は、産業保健を支える人材・組織の多様化・多層化です。ここでの具体的な例として、現在法的な位置づけがなされていない保健師・看護師・心理職等の活用、健診機関・医療機関・民間企業サービスによる産業保健サービスの活用、保険者による保健事業との連携強化があげられています。

これらは、すべての働く人々の健康と安全を保持増進するうえで重要なことであり、近い将来、実現されることを期待しています。

（4）まとめ

これまで述べてきたことからも明らかなように、産業看護職への期待は年ごとに高まりを見せています。その期待に応えられるか否かで、産業看護職のこれからが決まるといっても過言ではないでしょう。

日本産業看護学会の定義に示されているように、産業看護職は、働く人々が健康と安全の保持増進を図れるように支援することを通して、働く人のQOLならびに組織の生産性の向上に寄与します。もとより産業看護職は、産業保健専門職チームの一員として活動しますので、チームメンバーとして必要な産業保健の知識・技術を身につけることは当然ですが、その専門性である「看護」を基盤とした活動が、今、特に求められていることから、その専門性を発揮するための実力を身につけることが重要だと考えます。

【参考文献】
・奥井幸子：産業看護の将来像、日本産業衛生学会特別研修会資料、1988年
・「産業看護研究会のあゆみ」編集委員会（編）：産業看護、労働基準調査会、1992年
・深澤くにへ：産業看護のあゆみ　人と人とのふれあいを通して、労働調査会、2000年
・河野啓子：産業看護学第2版2024年版、日本看護協会出版会、2024年
・mhlw.go.jp/001001044（2024.5.2）

第 2 章

産業看護と
アセスメント

1 看護過程と産業看護過程

1）看護過程とは

　日本では、日本看護科学学会看護学学術用語検討委員会が1986年より専門用語の概念的統一を図る検討を進め、1995年に「看護学学術用語集（35用語）」が刊行されました。そのなかに「看護過程」が、下記のように示されています。

● **看護過程 nursing process**

> 　看護の知識体系と経験に基づいて、人々の健康上の問題を見極め、最適かつ個別的な看護を提供するための組織的・系統的な看護実践方法の一つであり、看護理論や看護モデルを看護実践へつなぐ方法である。
>
> 　看護過程は、5つのステップ（アセスメント、看護診断［問題の明確化］、計画立案、実施、評価）に分けられている場合が多く、これらのステップは互いに関連して動的に循環しらせん状に進み、「評価」に基づいて再び次の「アセスメント」へとつながっている。また、看護過程は、看護の対象となる人々と看護実践者との対人的関係の中で成立し、展開するものである。すなわち、看護過程は、対人的援助関係の過程を基盤として、看護の目標を達成するための科学的な問題解決法を応用した思考過程の筋道である。
>
> 　看護過程を活用して看護を展開するためには、次に示す能力や技能を必要とする。その能力とは、問題に気づく能力、問題を同定するための批判的思考能力や意思決定能力、問題解決策の考案に向けた柔軟な創造的思考などの多様な思考力（知的技能）、聴く能力・伝える能力、情報収集する能力などの人間関係の技能、特定の結果や望ましい行動反応をもたらすための方法を展開する技術的技能、看護の対象となる人々の心情を感じ取り、気遣いを行うケアリングの能力である。
>
> 日本看護科学学会 第13・14期 看護学学術用語検討委員会報告書より抜粋

　看護過程については、その後も検討が重ねられ、現在では、看護の知識体系と経験に基づいて組織的・系統的に行う看護実践方法のひとつであり、看護理論や看護モデルを看護実践につなぐ方法として知られています。看護過程は、看護の基盤となる理論をもとに、アセスメント、看護診断、計画立案、実施、評価の5つのステップに分けられることが多く、各ステップは図2のように矢印の方向に順番に進みます。図2は、「看護診断」を「計画立案」に入れた T. Heather Herdman の看護過程図です。

＊

　看護過程は、順序を伴うステップで示されていますが、看護専門職の思考では、このステップが終わったら次のステップに進むというように、ステップの境界が明確になっているわけではありません。むしろ、ステップの構成要素である「理論／看護学／基本的な看護概念」「アセスメント」「計画立案」「実施」「継続的再評価」は、ほぼ同時に存在しています。

　図3は、実際に看護専門職が捉えている看護過程の思考を示したものです（Bachion, M. M., 2009）。

図2● 看護過程（NANDA-I 看護診断原書10版 2015-2017「Herdman 2013」）

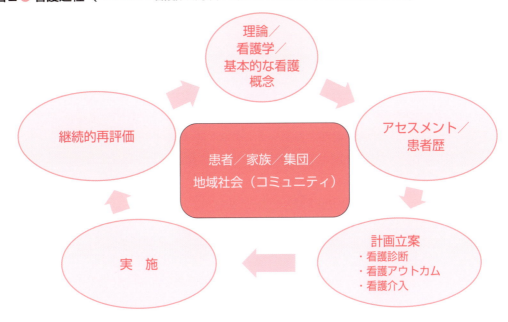

図3● 看護過程（NANDA-I 看護診断 2020-2023）

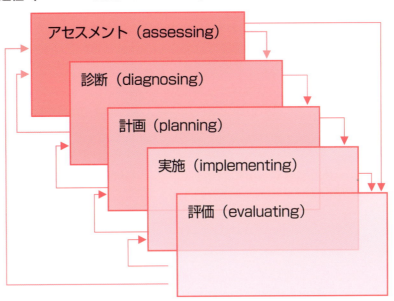

　図3では、看護学の理論や概念に基づいて判断の指標（診断指標）をもとにした看護独自の判断である「看護診断」を計画立案から取り出して明記している点と、看護専門職は看護過程をステップで捉えながらも、それを構成するそれぞれの要素をほぼ同時に思考し、それら構成要素を行きつ戻りつしながら看護過程を展開していることが示されています。
　たとえば、情報収集を含む看護アセスメントは、その先の看護診断の構成要素となっている診断指標、関連要因などにも着眼しながら行っています。また、看護診断は、アセスメントを振り返りながら追加の情報収集と情報の再アセスメントを行いつつ、さらに、その次のステップである看護計画を視野に入れて行います。そして、看護計画を立案後、看護を実施しながら、そのプロセスや成果についての評価を行うというわけです。

2）看護過程の基盤

　看護は「科学（Science）」「アート（Art）」といわれ、「実践科学」として確立されてきました。その基盤には、看護理論や看護モデル、ならびに看護に関する概念的な枠組みが存在します。

　看護理論とは、看護に対する見方や考え方を体系的に理論づけたものであり、看護に関連する現象を説明し、記述し、予測することを目的としています。また、実践の基礎であると同時に、理論と実践は表裏一体の関係にあります。

　看護理論には、「人間対人間の看護（Joyce Travelbee, 1971）」「看護の基本となるもの（Virginia Avenel Henderson, 1955）」「患者中心の看護（Faye G. Abdellah, 1960）」「ロジャーズの看護論（Martha Elizabeth Rogers, 1970）」「オレムの看護論（Dorothea E. Orem, 1971）」「ロイ適応モデル（Sister Callista Roy, 1989）」「ケアリングの現象（Madeleine M. Leininger, 1981）」「ニューマンのシステムモデル（Betty Neuman, 1982）」「初心者から達人へ（Patricia Sawyer Benner, 2005）」等、他にも多くの理論があります。

　そのなかで看護の主要概念は、「人間」「環境」「健康」「看護」であるとされています。これら4つの要素は看護のメタパラダイム（metaparadigm）とよばれ、相互に影響し合う関係にあります。

　これを産業看護に置き換えると、看護の対象は「労働者（人間）」であり、人間が形づくる集団／組織であること、さらに、医療者としての看護職が着眼するのは健康状態や健康行動を含む「健康」であり、「労働者（人間）」「健康」は、職場や社会、経済などの「環境」と相互に関係し合っており、「看護」にも影響することがわかります。このように看護学は、健康を生物学的な健康だけでなく、健康と影響し合う「人間」「環境」「看護」をも含めて捉えるものであり、医学とは異なる看護独自の捉え方が示されています。

　さらに、ここで位置づけられている「環境」は、WHOが提唱するSocial Determinants of Health（健康の社会的決定要因）の考え方、つまり、健康の背景には社会的要因が存在し、健康はそれらの影響を受けているという考え方に通じるといえます。主な健康の社会的決定要因には、経済、地位、社会支援、教育、識字、労働環境、社会環境、自然環境、個人の行動、遺伝的な要因、医療へのアクセス、文化風習などがあり、多くの要因が産業看護を取り巻く環境要因であることがわかります。

3）産業看護過程

　産業看護の対象となるのは、産業看護の定義（16ページ参照）に示されているように、「労働者」と「集団または組織」です。看護のメタパラダイムに示されている「人間」が「労働者」であり、労働者が形づくる「集団／組織」となります。また、「環境」も労働との関係で捉えるところに特徴があるといえます。たとえば、職場の環境や社内制度、産業保健体制、組織の経営状態といった組織の環境から、その組織が影響を受けるであろう業種や国内外の経済状態、SDGs や Society 5.0 等の社会ポリシーの動向までを含めて「環境」として捉えます。さらに、「健康」や「看護」もまた労働との関係を考慮して捉え、看護過程を進めていくことになります。

　このように産業看護過程では、「労働」概念を基盤に置いて、「人間」「健康」「環境」「看護」を捉え、看護過程を展開することになります。

　以上を踏まえた、産業看護過程を図4に示しました。

図4 ● 産業看護過程（T.H.Herdman, 2013の看護過程を改変）

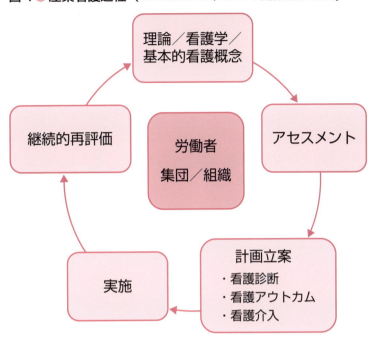

4）産業看護モデル：Hanasaari モデル

産業看護独自の看護モデルが、図5に示した「Hanasaariモデル」です。
このモデルは、1988年にフィンランドの Hanasaari で開催された国際教育ワークショップで開発されました。

図5 ● Hanasaari モデル

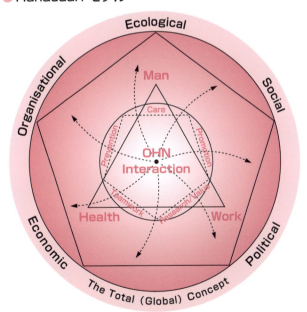

The Hanasaari model. Alston et al., 1988

このモデルには、①総合的環境、②人間・労働・健康、③産業看護実践の３つの概念が産業看護実践との関係で位置づけられています。

　産業看護実践の「Care（ケア）」「Promotion（プロモーション）」「Research/Value（調査・評価）」「Teamwork（協働）」「Prevention（予防）」を通じて、「Health（健康）」「Work（労働）」と「Man（人間）」とを調和させ、職場のコミュニティに加えて、その背景にある「Social（社会的）」「Political（政治的）」「The Total（Global）Concept（世界的な総合概念）」「Economic（経済的）」「Organisational（組織的）」「Ecological（生態的）」に影響を与えるというものです。

　産業看護は人や職場環境に柔軟に関わることから（図５の点線で示した矢印）、間接的ではあるものの総合的環境にも影響を及ぼすことが示されています。逆に捉えると、産業看護を実践するためには、経済、政治、社会、組織、生態に目を向ける必要があることも同時に示されていると考えられます。

【参考文献】
・日本看護科学学会看護学学術用語検討委員会報告：日本看護科学学会看護学学術用語検討委員会、日本看護科学会誌、14（４）、67-75、1994年
・日本看護科学学会第13・14期看護学学術用語検討委員会報告書：公益社団法人日本看護科学学会2019年３月
・江川隆子：かみくだき看護診断第３版「第１章　看護実践に看護師が用いる思考とは」p6-9、日総研グループ、2004年６月
・東サトエ：看護基礎教育における看護過程の理論と教育プログラムの検討、南九州看護研究誌、15（１）、109、2017年
・T.ヘザー・ハードマン、上鶴重美訳：NANDA-International. Nanda-I看護診断2015-2017、医学書院
・T.ヘザー・ハードマン、上鶴重美訳：NANDA-International. Nanda-I看護診断2020-2023、医学書院
・Walker LO, Avant KC. Strategies for Theory Construction in Nursing 6th ed. New York, NY: Pearson, Prentice Hall, 2019.
・WHOホームページ：Social determinants of health Social determinants of health（who. int）
・湯浅資之、白山芳久：健康の社会的決定要因（Social Determinants of Health）研究の動向、日本健康教育学会誌、22（２）、146-152、2014年
・Julie M. C. Staun. Occupational Health Nursing and the European Dimension. Workplace Health and Safety, 60（３）, 2012
・Christina Ekeberg, Monica Lagerstrom and Kim Liitzen. Empowerment and Occupational Health Nursing, 45（７）, 342-348, 1997
・池田智子：産業看護が果たしてきた役割と今後の展望、産業医大雑誌、35、59-66、2013年

② アセスメントの重要性

1）アセスメントに必要な系統的情報収集

　産業看護活動では、看護職が独自の判断で看護ケアを実践する場面が多々あります。それは看護職の判断である「産業看護診断」に基づく看護ケアであり、そのため正確に看護診断を行うことが、看護過程をスムーズに展開するための絶対的な条件となります。産業看護活動のなかで、産業看護診断は、看護過程の原動力としての役割を果たしており、個人および集団／組織を対象に質の高い看護ケアを実践するためには、先に述べた「看護過程」の説明（24ページ参照）にあった Bachion, M. M.（2009）の理論的枠組みのなかの第一段階である「アセスメント」を丁寧に行うことが重要になります。

　ここでは、その「アセスメント」を丁寧に行うために、どのような作業工程を踏み、注意を払うべきかを説明していきます。

　アセスメントの前提として、信頼性の高い十分な情報収集がなされている必要があります。産業看護の対象は事業場であり、労働者であることから、必然的に「労働とその環境」に関する情報が多くなります。そのため、産業看護の特色を踏まえて対象を的確かつ多角的に捉え、系統的な情報収集を行うことが重要です。また、これらの性質をもった情報を収集することにより、そこから意味のある情報を読みとり、アセスメントすることができます。

　つまり、仮にいかに豊富な情報を収集することができたとしても、系統的に集められた情報でなければ、それらは単なる情報の羅列で意味をもたないことになります。「系統的」とは、「物事の繋がりが統一的に整理されているさま。そのような手法が採用されているさま」（Weblio国語辞典）を指します。本書では「系統的に捉える」「系統的に整理する」といった文言がくり返し出てきますが、この辞典の示す内容から「２つ以上の物事を比べてその共通点と相違点を整理すること」と解釈されます。つまり収集した多数の情報の集まりを、本書で示す「産業看護アセスメントツール」により、個人および集団／組織の各シート（第３章、第４章参照）に沿って情報を落とし込んでいくことができ、その結果、各シートの項目ごとに整理することが可能となります。

　なお、ここでいう「情報」とは、「データ」に対して、看護の知識を用いて意味を付加することで「情報」へと変換したものを指します。「データ」とは、事実を示す数字や記号、画像や音声など客観的なものであり、たとえば、体温、気温、人口統計の数字などです。しかし、データだけでは意味をもたないため、データから読みとれる意味・評価を付加したものが「情報」となるわけです。

　また、データには「質的データ」と「量的データ」がありますが、両者とも正確かつ系統的・多角的に情報収集するために必要なデータです。産業看護活動における「質的データ」とは、職場巡視や面談、観察、上司や同僚とのコミュニケーションなどを通して五感を使って得た対象の生の声や肌で感じとったこと、職場風土など、数値であらわすことのできないものを指し、「量的データ」とは、各種健康診断結果や環境測定結果、作業密度や超過勤務の実態など、数値であらわすことのできるものを指しています。これらの「質的・量的データ」を看護職は日々の業務を通してすでに得ており、そのデータは常に産業看護の知識を用いて意味を付加され、「情報」へと変換されています。変換された情報は、「アセスメントツール」を活用することにより情報が系統化され、全体像を把握することができます。

　その他、特定のニーズ・課題を認識している場合でも、関連データにかたよらず多角的に捉え、意識的に系統的な情報を拾うことにより、新たな要因や不足している情報が浮き彫りになるため、的確なアセスメントにつながります。

2）情報収集の方法

　産業看護活動における情報収集は、表5の3つの視点から捉えることを基本とし、個人、集団／組織の情報収集とアセスメントを行うことが重要です（詳細は、39ページの参考文献2）～6）を参照）。

表5●情報収集の基本となる3つの視点

①現場に出向く：職場巡視、関連部署からの意見収集
②既存資料の活用：2次資料（厚生労働省の労働白書・働く女性実情白書など各種健康に関する資料だけでなく、企業の組織・運営・規範・体制・経営に関するものも含む）
③各種調査の実施と結果の活用：1次資料（健康志向アンケート調査、実態調査など）

　特に、集団／組織を対象とする場合、①職場巡視は、フィールドワークにおける手法と同様に、実際に現場に出向いて自身で観察し、「見る・聞く」など五感により直接、質的データを得ることができるため、既存の資料からは得にくい物理的・化学的・生物学的・人間工学的労働環境、職場の雰囲気、作業態様、従業員からの訴え、管理監督者の意見などの質的データの収集が可能になります。

　それらの質的データを、②作業環境測定結果や各種健康診断結果、企業の組織運営資料などの既存資料、③ニーズ調査など各調査結果などの量的データと看護の知識を用いて、照合や確認を行い、情報へと変換させて看護の意味づけを行うことにより、実態との乖離がないかなどをアセスメントすることができます。

　個人を対象とする場合は、対象者との面談や観察、実際の作業現場での様子や訴えのほか、上司や同僚とのコミュニケーションなどから得ることのできる質的データ、および個人の各種健康診断の結果や既往歴・現病歴、対象者との面談や社内記録から得られる個人のライフヒストリーや家族歴などのほか、社内異動歴、業務歴、作業環境測定結果などの量的データが情報源となります。特に個人においては対象者自身から得る情報量が多いため、対象者との良好な信頼関係を築き維持するためにも、看護職の面談技術の向上が必須となります。

　個人だけでなく集団／組織においても、対象の健康課題やニーズ、QOLを決定する際には、情報収集の段階から、実際に客観的に得た量的データを対象者や関係者などがどのように捉えているのか、健康問題として考えているのかなど、既存資料やアンケート調査では得られない実際の「生の声」を聞くことが大切です。それによって「対象の意識・健康観・QOL観」などの質的データを把握することができ、両者のデータを補完し合い、情報として整理することで、情報から導き出した健康課題と強みを「重大性」「緊急度」「実現の可能性」を考慮して、影響度の範囲や程度も参考にしつつ、優先度を検討し、看護計画・立案に必要な総合アセスメントに導くことができます。

3）情報の分析からアセスメントの確定まで

　産業看護職は日常の産業看護活動を行うなかで、すでにさまざまな場面、さまざまな方法で、必要な情報を収集しています。それらの情報は一見、別々の意味を成すものに見えるかもしれません。しかし、看護の知識を用いて精査し、関連性を意識して整理することにより、それらが単独で意味をもつのではなく、実は系統的でいくつかの関連性があることに気づき、より系統的で、分野を超えた関連性を発見し、多角的に捉えることが可能となります。

　その際に役立つ枠組みとして、「産業看護アセスメントツール」があり、このツールを使用することにより、正確で不足のない情報であるかどうかが確認でき、系統的かつ多角的な

情報のまとまりとして整理することができます。

　　　　　　　　　　　　　　　　　＊

　このような作業に取り組むためには、量的データは、基本的には比較によって変化や傾向を把握する必要があります。集団／組織の単位別に比較したり、集計値を時系列で比較するなど、縦断的な考察をすることで、アセスメントに必要な情報に変換されます。一方、質的データは、量的データから目的に合わせてデータを要約し、量的データを補完することで正確で不足のない情報となり、アセスメントの根拠とすることができます。

　このように収集した情報をアセスメントツールの各シートの項目に落とし込み、看護の知識を用いて精査し、関連性によって情報の整理をくり返すことにより、意味のある情報を見極め、その意味する事項をもとに健康課題や強みを導くことができます。的確な健康課題や強みを導くためには、その意味する事項に焦点を絞って、不足の情報があればさらに多くの適正で正確な情報を十分に収集し、整理することをくり返す必要性が出てきます。それらの作業の後、最終的には精査された正確かつ系統的・多角的に収集された情報のまとまりから、産業看護の焦点となる個人および集団／組織の状態把握や課題の仮説を立てることが可能となります。

　先に述べたように、より適切で質の高い看護ケアを提供するうえで、「アセスメント」は必要不可欠であるといえます。また、「1. 看護過程と産業看護過程」で述べたように（25ページ、図3参照）、Bachion, M. M.（2009）の理論的枠組みは「アセスメント」「診断」「計画」「実施」「評価」で構成されており、この理論的枠組みの第一段階にあたります。

　アセスメントツールを用いて「健康課題」や「強み」を導くためには、まずはアセスメントの技を習得することが、顕在化した健康課題や強みを導き出すことの第一歩となります。一方で、潜在的な健康課題を見つけることは、誰もが同じ質の高さでできるわけではありません。しかし、看護職は専門職として、個人および集団／組織が直面している問題を解決したいという姿勢を常にもち、日頃から十分な情報収集と的確な分析・統合力、推論力を身につける努力によって、看護の質の向上を図ることができます。産業看護を学びはじめたばかりの人は、これらの能力を身につけることに困難さを感じるかもしれません。しかし、アセスメントツールを有効に活用し、ツールの項目に情報を書き込むことにより、不足している情報に気づいたり、情報の正確性を考えることができ、徐々に的確なアセスメントができるようになります。

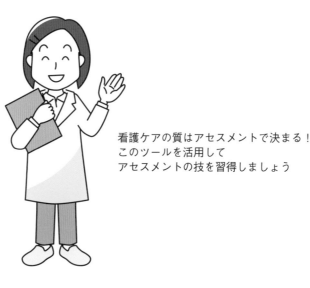

看護ケアの質はアセスメントで決まる！
このツールを活用して
アセスメントの技を習得しましょう

3 アセスメントの手順

　ここでは、これまで述べた方法で収集した情報から、どのようにアセスメントを導き出せばよいのかを説明します。手順は、図6に示したとおり大きく7つの段階に分けることができます。以下、段階ごとに説明を述べます。

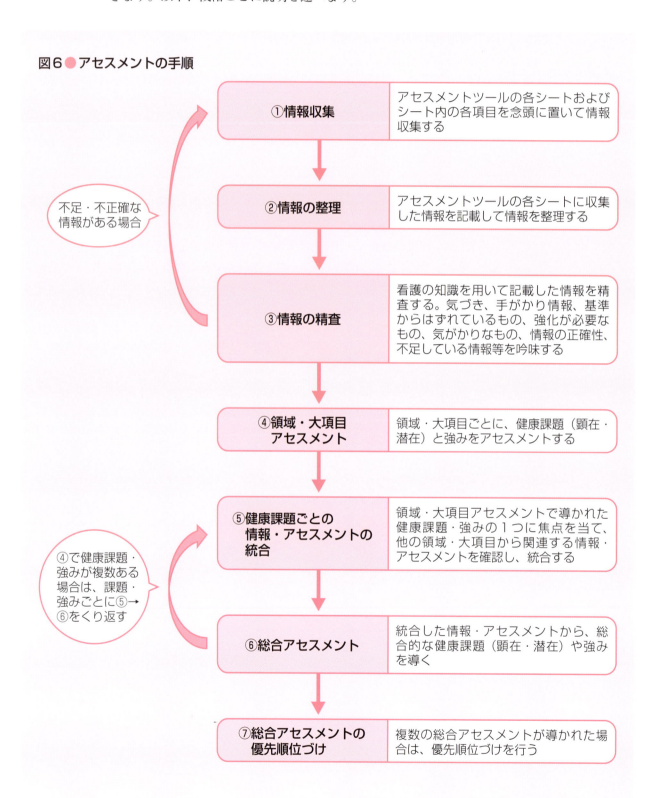

図6 ● アセスメントの手順

1) 情報収集

本書の第3章、第4章で解説する、個人および集団／組織を対象としたアセスメントツールの各シートとシート内の各項目を念頭に置いて、日頃の業務や既存資料等から情報を収集します。また、特定のニーズや課題を認識している場合は、関連するデータにかたよらないためにも系統的な情報収集を意識することが大切です。

2) 情報の整理

個人および集団／組織のいずれにおいても、アセスメントツールを活用し、各シートに収集した情報を記載して情報を整理します。その際、「気づき」や「手がかり」となる情報（基準や平均からはずれているもの、法規に合わないもの、変化しているもの、気がかりなもの等）や、強化が必要なもの、不足している情報、情報の正確性を意識しながら整理します。

3) 情報の精査

整理した情報を、看護の知識を用いて精査します。その際、気づきや手がかりとなる事項があれば、それらをもとに不足している情報や不確定な情報を確認し、適宜その情報を得ることのできる人物から追加の情報収集を行います。

同時に、各シートに記載した情報に不確かなものはないか、正確性の程度はどうかについても吟味します。この作業を怠ると、不十分な情報のままアセスメントをすることになり、誤った問題解釈をしたり、真の問題を捉えることができなくなることにつながります。その結果、看護の計画・立案が状況にそぐわない不適切なものとなってしまいます。

その後の正しい看護診断に結びつけるためには、表6に示した4つの視点を意識して情報収集することが重要です。いいかえれば、アセスメントツールの各シートの項目を活用しながら関連性に基づいて情報の整理と精査をくり返すことにより、個人および集団／組織の健康課題や強みを導き出すことができると同時に、整理しながら情報の正確性や不足事項がないかを吟味することもできるというわけです。

表6●情報の精査に必要な4つの視点

①**分類**：要素に分ける、構成化、モデル・ツールの使用など
②**要約**：データの可視化、割合の算出、文章の要約など
③**比較**：不足データ・データの不一致の有無、時系列での比較、集団ごとの比較など
④**推論**：規則性の発見、変化の発見、傾向の発見、意味づけ

4) 領域・大項目アセスメント

「1）情報収集」から「3）情報の精査」に至る作業によって情報の精査までを行います。そして、「4）領域・大項目アセスメント」の段階では、まずは各領域・大項目に当てはめて精査した情報から、意味のある情報を見極め、情報の意味を推論し、確定する作業を行います。

そのためには、①「直観・推論力」と②「クリティカルシンキング」という2つの視点から考察することが役立ちます。

①「直観・推論力」とは、「直観」と「推論」の2種類のシステムを利用して看護診断を行う過程を指します。産業看護では、収集した情報に関して考えられること、つまり事態や

状態、反応を見つけ出し、その解釈や推論（アセスメント）を裏づける情報をさらに収集することにより、健康課題や強みを明確化することができます。

②「クリティカルシンキング」とは、対象者や対象集団／組織を取り巻く幅広いバックグラウンドからそれぞれの課題をアセスメントするために必要な、注意深い判断を行う際の方法として批判的思考を心がけることを指します。

これらの視点で情報を詳しく見ることで、意味のある情報を見極め、情報に意味づけをし、導き出したアセスメントに基づいて焦点を絞ることで、アセスメントツールの各領域・大項目ごとに健康課題と強みを導くことが可能になります。

5）健康課題ごとの情報・アセスメントの統合

「4）領域・大項目アセスメント」までの作業によって導き出された健康課題と強みのなかから1つに焦点を当て、他の領域（13領域）、あるいは他の大項目（8つのコア項目と5つのサブ項目）にも関連する情報があるかどうかを横断的に見渡すようにします。それらを統合しながら課題を明確にしていきます。

また、その課題の原因や解決すべき点、解決に活用できる点（強み）や人的・物的資源を見つけ出し、その課題がどこまで解決できていて、どこからが解決できていないのかを明確にしておくと、その後の計画・立案、実施に大いに役立ちます。特に「強み」についても、領域あるいは大項目を超えて全体を見渡し、それらを統合しておきます。

なお、「4）領域・大項目アセスメント」で導き出された健康課題と強みが複数ある場合は、それらについて上記の作業をくり返すことにより、アセスメントを確認し、統合する過程を経る必要があります。

また、「潜在的健康課題」を抽出するためには、経験や専門知識、さらに看護職としての推察力も求められます。潜在的健康課題は、量的データとして数値にあらわれていなくとも、専門職として医学・看護学の知識と推察力から、また現場の生の声や観察の丁寧な分析から、リスクがあると推測されるものとして捉えることが大切です。

6）総合アセスメント

ここでは、これまでの作業によって統合された情報とアセスメントによって、看護診断につながる最終的なアセスメントをまとめる作業を行います。

健康課題は、現在、顕在化しているものだけでなく、潜在的なものも含めて、総合的な健康課題をアセスメントします。同時に、強みについても総合的なアセスメントをします。

7）総合アセスメントの優先順位づけ

複数の総合アセスメントが導き出された場合は、「重大性（影響の範囲と程度）」と「緊急度」の観点から優先度の高さを判断します。さらに、「実現の可能性」を踏まえて、最終的に優先順位を決定します。

産業看護アセスメントツールの意義と活用

　これまでアセスメントの手順を述べてきましたが、日々の産業看護活動のなかで、常にアセスメントを意識して実践し、気づきはメモをして蓄積し、適宜アセスメントを更新することは、労働者の健康支援においてより質の高い看護ケアの提供に役立ちます。
　ここではどのようにツールを活用していくのか、その意義についても述べていきます。
　人間の反応についての看護職の的確な判断や、患者やその家族に対する質の高い看護ケアを提供するためには、その前提であり要となる看護アセスメントについて十分に熟知し、実践することが必要不可欠となります。また、看護過程では、正確性の高い、十分量の情報収集がなされることが的確な看護アセスメントにつながり、その後の看護展開に大きく影響することは、これまで述べてきたとおりです。

＊

　アセスメントを行う際、まず看護職として必ず身につけておくべき基本姿勢があります。
　産業看護の対象は、労働者および労働者が所属する集団／組織です。
　そのため労働者の健康状態が一時的に不調になった場合には、産業看護職は他職種や職場の上司、関連部署などと連携しつつ、《健康面》では、回復への支援、疾病の予防、健康の保持増進を行い、また、《労働面》では、作業環境、作業状況、職場の人間関係などの把握とそれらの分析など、健康と労働の両面から、就労継続が可能となるためのあらゆる産業看護活動を行います。
　その際、常に念頭に置くべきは、「労働者は単に事業場の一員としてだけではなく、一人の人間として、地域で生活し、さまざまな役割をもつ存在である」ということです。たとえば、集団／組織では同僚や上司、部下としての立場、家庭では母親や妻としての立場、両親の娘としての立場、地域の自治会員として、学校のPTA委員としての立場など、「さまざまな社会的役割を果たしている労働者」なのです。
　したがって、産業看護の現場では、対象を「健康」という側面からだけでなく、「労働者」としての視点、同時に「社会生活を営む生活者」という視点をもって、アセスメントの情報収集を行うことが求められます。さらに、労働者が生産年齢にあたることから「ライフステージ上の発達課題」に目を向けることも重要です。
　集団／組織を対象に産業看護を実践する際には、これらの特徴をもつ労働者たちが所属していることを念頭に置いて情報収集し、アセスメントを行うことが大切です。
　幸い看護職は、日々の業務を通して対象に近い存在であり、ラポール（信頼関係）を形成しやすく、対象の健康面だけでなく、職場の人間関係や職務内容などの労働環境、そして個人の社会背景や家庭内のプライベートな問題まで、多くの情報を得やすい立場にあります。また、看護職自身も組織の一員であることから、産業看護の実践ベースには、事業場の理念や経済状況、健康に関する企業意識などを常に意識しておかなければなりません。

＊

　このように産業看護では、看護職の基本姿勢・意識をもって導き出すアセスメントは産業看護の現場ならではの特有の情報収集がもとになります。
　臨床看護では、看護アセスメントの基礎となる知識や理論として、疫学的・医学的知識、オレムのセルフケア理論、トラベルビーの人間対人間の関係モデル、ロイのシステム理論、ワトソンのヒューマンケアリングなどさまざまなものがあり、臨床看護ではそれらに基づいた有用なアセスメントツールが活用されています。
　一方、産業看護の対象は労働者および集団／組織であり、産業看護の現場ならではの情報収集をもとにアセスメントしていきます。たとえば、労働者個人では、社会的な役割やスト

レスコーピング、働き方や労働環境などの情報、集団／組織では、各集団／組織の単位での検査値の分析による健康状態の傾向、職場の雰囲気や職場風土、人間関係の情報などがあげられます。

以上のことから、産業看護では、個人における「労働者」としての視点と「社会生活を営む生活者」という視点、「生産年齢におけるライフステージ上の発達課題」という視点、そして、集団／組織における検査値や主訴などを mass として捉え、分析し、傾向や特性を把握する技法などをもとに、職業生活に関する事項をより多く盛り込んだ産業看護独自のアセスメントツールが必要になります。その作業を助けるものとして、日本ではじめて作成されたのが、本書に示した「産業看護アセスメントツール」です。

このツールは、まだ労働の視点を十分にもてていない新人から、的確な看護ケアを実践し、その内容を系統立てて評価したい熟練者まで、さまざまな産業看護職のアセスメントに役立つ内容となっています。また、個人を対象とするものと、集団／組織を対象とするもの、2つのアセスメントツールが作成されています。

以下に、それぞれのツールについて説明します。

1) 個人のアセスメントツールの意義と活用 ……………………………………………………

(1) 個人のアセスメントツールの目指すもの

個人に対する看護ケアを実践するためには、特に「労働」の視点が重要であることは先に述べたとおりです。

たとえば、健康診断で糖代謝異常を指摘されたＡさんに対して、看護職としてどのような支援を行うかを考えてみましょう。問診票からは「朝食抜き、夕方に菓子パンを食べる、帰宅後コンビニ弁当を食べながら晩酌を毎日欠かさず、運動はしない、通勤は徒歩10分」という生活習慣の情報を得ることができます。Ａさんに一般的な食事や飲酒、運動の勧めに関する保健指導を行うことは、労働の観点が欠けており無意味です。それよりも、Ａさんはどこの部署か、どのような作業か、勤務時間や超過勤務の状況はどうか、家族構成はどうなのかなどの情報を収集する必要があります。

その結果、Ａさんが単身赴任中で、自炊をしない、営業部で外勤が多く、昼食は外食の単品もの、残業で空腹のため夕方に菓子パンを食べる、帰宅が遅く、疲労感から自炊する気力も時間もなく、コンビニエンスストアで買った弁当で済ませ、毎晩ビール350ml を2缶空ける、就寝時間が遅いため起床が遅くなり、朝食を食べずに出勤する、という生活スタイルであるという情報が得られたら、Ａさんが「業務遂行」しながら、いかにして「生活習慣を変容」できるかを、Ａさんの意思を確認しながら一緒に考え、支援していく――このような姿勢が、産業看護職として求められるスキルです。

Ａさんのように、労働者個人を対象にしたアセスメントには、特に社会的な役割やストレスコーピング、勤務状況、労働環境などに関する産業看護特有の要素を多く収集することが必要です。そのためには、個人のアセスメントツールを活用することが有効です。

(2) 個人のアセスメントツールの構成

個人を対象とする産業看護アセスメントツールの分類は、「NANDA-I 看護診断 分類法Ⅱ」に基づいてデザインされています。分類法Ⅱは、看護診断を分類するための分け方になっており、観察の視点による分類ではありません。そのため、産業看護の視点を大切にしながら情報を収集・整理し、正確性を吟味した情報を分析して看護診断を導き出し、支援計画を立案し、実践し、評価するという一連のプロセスを展開するにあたり、有用であると判断したからです。

このアセスメントツールでは、「領域別シート」に分類法Ⅱの13領域をそのまま使用して

いますが、各領域の大項目・中項目・小項目については、産業看護の対象者を全人的に捉えることができるように改変しています。

個人のアセスメントツールは、この「領域別シート」と、対象者のライフヒストリーや就労の履歴など変わらない情報を記載する「フェイスシート」から構成されています。

（3）それぞれの状況に応じた活用方法

収集した情報を13の領域に分類する際、2つ以上の領域に重複して分類される情報があります。例として、ウオーキングに関する情報は、「領域1　ヘルスプロモーション」の【個人的要因】のうち、「健康課題に関する行動」に含まれる「健康に向けてとっている行動」「余暇の過ごし方」に入れることもできますが、「領域4　活動／休息」の【労働と生活活動】のうち、「生活活動」に含まれる「運動習慣」にも入れられます。このように複数の領域に重複する情報がある場合でも、情報を見落とさずにアセスメントするためには、関連する領域すべてにその情報を記載するようにします。

なお、このツールは、すべての領域の項目を埋めるために情報を収集することが目的ではありません。どのような対象者にどのような場面で使用するかにより、必須となる情報や情報量は異なりますので、状況に合わせて柔軟に活用してください。

また、情報の多寡にかかわらず、その場面場面に応じて、客観的に見て得られた情報や主観的情報を丁寧に確認しながら必要な情報を整理するのに役立てたり、その後の看護過程の展開に生かすなど、さまざまな使用方法がありますので、有効に活用してください。

2）集団／組織のアセスメントツールの意義と活用……………………………………

（1）集団／組織のアセスメントツールの目指すもの

個人への看護ケアを実践するためには、特に「労働」の視点が重要になりますが、では、集団／組織に対して産業看護職が看護ケアを実践するときには、さらに何が重要になるのかを述べます。

産業看護における集団／組織に対する看護実践のためには、「労働者の生活の場」としての作業環境や働き方、「社会生活を営む生活者」としての「生産年齢におけるライフステージ上の発達課題」あるいは「企業を取り巻く外部環境や事業場の安全衛生状況」など労働生活に影響を与える項目を把握するための産業看護独自のモデルやツールが求められます。また、集団／組織では、検査値や主訴などを mass として捉えて分析することで、集団／組織の健康状態の傾向や特性を把握することが重要であり、そのための見方や技法のスキルが必要になってきます。

*

たとえば、まず1つ目の見方として、A職場を経年的に見て、「BMI値の有所見率が高くなっている」あるいは「異常値ではないが徐々に高くなっている」、逆に「とてもよい状態を維持しており、さらによくなる可能性がある」など、ひとつの職場を単体で縦断的に見ていく捉え方があります。次に別の見方として、A職場と他の職場とのBMI値の有所見率を比較し、「他の職場よりも非常に高い値を示している」、逆に「とてもよい値を示している」というように、各職場を比較し合い横断的に見ていく捉え方があります。

さらに、単に mass として捉えるだけでなく、いかに職場の情報を正確に収集するかによっても分析結果は異なります。たとえば、職場の人員構成が非常に少なければ、わずかな値の変化や少数者が高い値だったことにより、平均値や中央値が跳ね上がったのかもしれません。あるいは、昨年度と比較して有所見率が低くなっていれば、実は職場単位で健康に関する努力を継続しているのかもしれません。また、A職場の有所見率が高い場合でも、他の職場と比べてみると他の職場のほうがさらに有所見率が高いことが明らかになる場合もあり

ます。

　受け持つ集団／組織を取り巻く環境を詳細に理解し、さらに全体像を捉えることによって、顕在的・潜在的な健康課題や強みが見えてきます。そのためにはまず、アセスメントツールの項目を念頭に置き、不足のないように系統立てて総合的な情報収集をした後に、集団／組織のアセスメントツールの大項目に情報を入れていき、どのあたりに健康課題があるのかを分析し、そこに焦点を当てて、再度、情報を追加・分析することが重要です。

　そして、それらの作業によって導き出した顕在的・潜在的な健康課題や強みを視覚化することも大切です（総合アセスメントへの思考過程を示した、108ページの 図13、123ページの 図14、140ページの 図15参照）。そこに「重大性」「緊急度」「実現の可能性」などを加味することで最終的なアセスメントを確定できるため、看護職として「誰に」「どのように」働きかけると健康課題が解決し、強みが生かされるのかがわかってきます。

　個人を対象にアセスメントする場合と同様に、集団／組織においても、正確で不足のない情報収集ができるかどうかが、その後の看護過程の展開に大きく影響します。その際、役に立つのが、集団／組織のアセスメントツールです。

　このツールを活用することで、どのように情報を収集すべきかが理解でき、必要十分かつ信頼性・正確性の高い情報を収集し、整理し、分析、推論する力が身につき、的確なアセスメントができるようになることが期待できます。受け持ちの集団／組織を熟知していない新人でも、熟練の産業看護職が新しい職場を担当する場合でも、健康課題を解決するために、組織人として、看護職として、「誰に」「どのように」働きかけるべきかが明らかになります。

（2）集団／組織のアセスメントツールの構成

　集団／組織のアセスメントツールは、公衆衛生看護活動の実践を導くためのモデルであるコミュニティ・アズ・パートナーモデルのコアとサブシステムの枠組みを参考に構成しています。コミュニティ・アズ・パートナーモデルの「コア」とは、地域を構成している住民であり、「サブシステム」とは、地域（物理的環境、教育、安全と交通、政治と行政、保健医療と社会福祉、情報、経済、レクリエーションの8つ）ですが、このツールの「コア」は集団／組織となる職場や企業であり、「サブ」は企業に影響を与える外部環境として表現しています。

　したがって、コア項目は「企業概要」「対象集団／組織概要」「人員構成」「人事・労務・教育」「文化」「労働」「健康」「安全衛生」の8つから構成され、それらが労働者の健康にどのような影響を及ぼすのかという視点でアセスメントできるようになっています。サブ項目は、「行政」「経済」「環境」「社会資源」「交通」の5つから構成され、それらが企業の経営や制度、さらには労働者の健康に直接的・間接的に与える影響をアセスメントすることができるようになっています。

（3）それぞれの状況に応じた活用方法

　集団／組織の健康課題に気づくのは、ある職場でメンタルヘルス不調者が多数発生したり、連続して発生する、あるいは健康診断の結果が前年と比較して悪化しているなど、課題が顕在化してからの場合が多いと推測されます。

　そのとき熟練した産業看護職は、なぜその健康課題が生じたのか、それまで蓄積してきた情報を見直したり、再度、必要と思われる情報を収集し、アセスメントを行います。熟練した産業看護職の念頭にはアセスメントツールがあり、その健康課題のアセスメントに必要な情報がどの項目なのか、そして、誰から・どこから・どのような情報を・どのように収集すべきかがすでにわかっているため、的確かつ正確に不足なく情報を収集できるからです。その際、アセスメントツールを活用し、得た情報を書き込み、整理し、見落としや気がかりなことを見つけ出し、健康課題の解決を図るために職場の関係者に説明することもできます。

一方、新人の産業看護職は、アセスメントツールを活用することによって、集団／組織をアセスメントするために必要な項目を知ることができます。その情報を誰から・どこから・どのように収集するかを学び、その過程で担当部署や関係者との関係性を構築することもでき、職場理解を深める機会にもなります。そのような作業を経て、職場全体をアセスメントすることが可能となり、また広く健康課題や強みを導き出すことができるようになります。

　アセスメントをするためには、正確性・信頼性の高い情報を不足なく十分に収集することが大切ですが、収集した情報をどのようにアセスメントするかも重要です。収集した情報をもとに、関係部署・関係者とともにアセスメントすることで、集団／組織の健康課題を共有し、自ら解決に向けた行動をとれるようになることが期待されます。そして、関係部署・関係者がアセスメントを行う際には、産業看護職の役目として、看護の専門性をもってアセスメントする姿勢で一緒に行い、関係部署・関係者が自ら的確なアセスメントを行えるように支援することが大切です。

【参考文献】
1）河野啓子監修：新版 すぐに役立つ産業看護アセスメントツール、法研、2014年
2）村嶋幸代、岸恵美子監修：保健学講座2　公衆衛生看護支援技術、メヂカルフレンド社、2022年
3）荒木田美香子、岡本玲子、佐伯和子、麻原きよみ監修：公衆衛生看護学テキスト4　公衆衛生看護活動Ⅱ　学校保健・産業保健、医歯薬出版、2022年
4）標美奈子著代表：標準保健師講座1　公衆衛生看護学概論、医学書院、2022年
5）河野啓子：産業看護学第2版、日本看護協会出版会、2022年
6）豊島泰子編著：看護師のための地域看護学、PILAR、2016年
7）厚生労働省 白書、年次報告書：URL：https://www.mhlw.go.jp/toukei_hakusho/hakusho/index.html　2024年7月15日閲覧
8）上鶴重美：知っておきたい変更点　NANDA-I 看護診断　定義と分類　2021－2023、医学書院、2022年
9）深谷計子、羽山由美子監訳：看護にいかすクリティカルシンキング、医学書院、2013年
10）E. B. ゼックスミスタ、J. E. ジョンソン著、宮元博章、道田泰司、谷口高士、菊池聡訳：クリティカルシンキング入門、北大路書房、2016年
11）楠見孝、津波古澄子：看護におけるクリティカルシンキング教育－良質の看護実践を生み出す力、医学書院、2017年

第 3 章

個人の
アセスメントツール

1 個人のアセスメントツールの枠組みと構成

　個人のアセスメントツールは、「NANDA-I 看護診断 分類法Ⅱ」に示されている13領域を参考にした枠組みになっています。広い視野をもち、多角的で系統的なアセスメントをすることで、対象者を全人的に理解できます。そのため、対象者の健康上の課題・強みを的確にアセスメントすることが可能です。

　個人のアセスメントツールは、「フェイスシート」と「領域別シート」という2つのシートから構成されています（図7）。

　「フェイスシート」は、対象者の健康や仕事に関する情報の履歴を大きく3つの項目に分けて整理し、把握するものです。

　「領域別シート」は、対象者を理解するための情報を13の領域に分けて整理するもので、それぞれの領域は、さらに大項目・中項目・小項目に分かれています。

1）フェイスシート

　フェイスシートでは、「ライフヒストリー・就労に関する情報」「健康に関する情報」「看護診断歴」の3つの項目で、対象者の健康や仕事に関する情報の履歴を整理します（表7）。対象者を全人的に理解するためには、どのような人生を積み重ねてきたかという履歴は非常に重要な情報です。特に、産業保健の場における特徴として、異動歴や職位歴など、就労に関する情報はしっかりと把握します。

　フェイスシートは、対象者の在職期間を通して継続的に使用し、情報を追記していきます。それにより、担当看護職が交代しても、対象者の健康や仕事に関する経過を一目で把握でき、継続的な支援につなげることができます。

表7 ● フェイスシートのアセスメント項目

ライフヒストリー・就労に関する情報	
■ 個人の属性 ・社員番号、氏名、性別、国籍／出身地、生年月日、入社年月日 ・連絡先 （住所、電話番号、メールアドレスなど） ■ ライフヒストリー（ライフイベントなど）	■ 就労に関する情報 ・異動歴（所属・業務内容） ・職位歴 ・勤務形態歴 ・特定の業務歴 ・業務に関する資格取得歴 ・安全衛生教育受講歴 ・健康教育参加歴
健康に関する情報	
・既往・現病歴 ・家族歴 ・欠勤・長期休業（休職）歴	・健康管理区分歴 ・就業制限歴
看護診断歴	

図7 ● 個人のアセスメントツールの構成

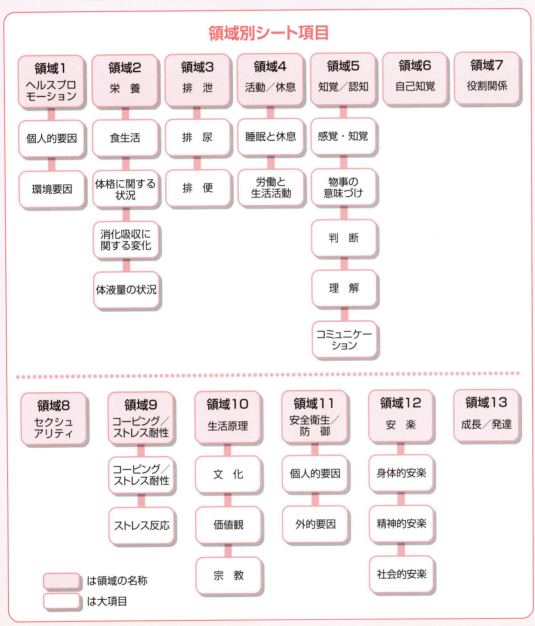

NANDA NURSING DIAGNOSIS：Definitions and Classification 2001-2002をもとに一部改変
日本看護診断学会監訳：NANDA看護診断　定義と分類2001-2002、医学書院、2001年

2）領域別シート

　領域別シートは、対象者や対象者を取り巻く環境等の情報を多角的に捉え、13の領域別に整理し、領域別のアセスメントを行うために活用します。さらに、整理した領域別の情報とアセスメントを横断的に見渡して統合していくことで、総合アセスメントを導くことができます。

　各領域は、大項目・中項目・小項目に分かれています。次ページ以降に示す13領域の領域別シートのアセスメント項目と解説の表の見方を図8に示しています。

　対象者の状態・状況があまり変わらない間は、領域別シートは継続して使用し、情報を書き足していきます。ただし、対象者の状況が大きく変わった場合や、長い年月が経った場合には、アセスメントが変化する可能性が高いため、新しい領域別シートの作成が必要です。

図8 ● 領域別の「アセスメント項目と解説」の表の見方

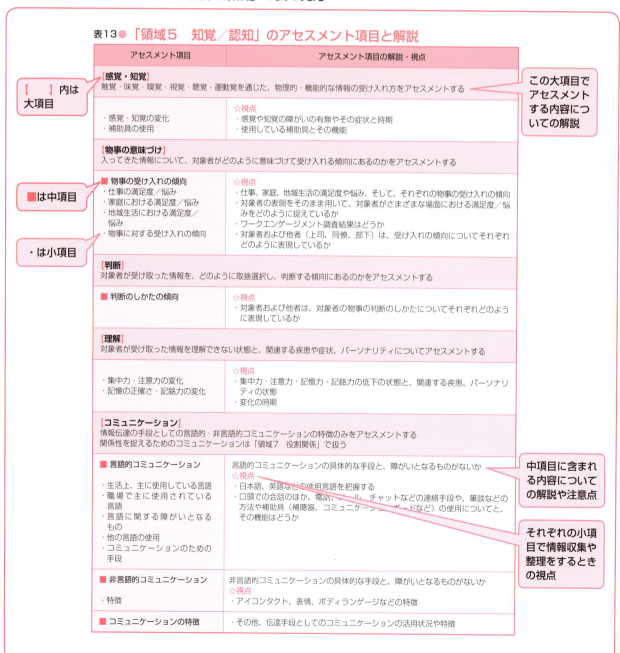

領域 1　ヘルスプロモーション

　対象者が自らの健康状態を把握・コントロールし、健康的な生活習慣の確立に向けて行動を改善できるようにするプロセスをアセスメントします。

　産業看護は、その活動全般が対象者に対する健康支援活動であり、それはヘルスプロモーションそのものであるともいえます。したがって、ヘルスプロモーションの概念は、他の12領域すべてに通じる核となる領域といえます。

表8 ●「領域1　ヘルスプロモーション」のアセスメント項目と解説

アセスメント項目	アセスメント項目の解説・視点
【個人的要因】 対象者個人の健康に関する、より高いウェルネスレベルに向かおうとする反応と、「特定の健康課題※」に関する反応を、行動変容ステージ（次ページ「用語解説」参照）も含めてアセスメントする ※「特定の」とは、対象者が現在抱えているものを示す	
■ 健康自覚 ・健康状態の自覚 ・健康の満足度 ・人生の満足度 ・特定の健康課題に関する自覚	対象者が自分の健康をどのように認識しているか ☆視点 ・自分の健康状態を、身体的・精神的・社会的にどのように認識しているか ・健康や人生に満足しているか ・より高いレベルの健康を追い求めたい気持ちはあるか ・健康課題についてどのように捉えているか
■ 健康課題に関する知識 ・健康への関心・知識 ・特定の健康課題に関する知識の程度 ・現在の作業内容・作業環境が健康に及ぼす影響についての知識 ・健康情報の情報源 ・健康支援のためのサポートシステムの認識	健康に関する知識や情報源 ☆視点 ・対象者自身の健康状態や健康課題についての知識はあるか ・健康課題や健康課題に関連する労働（作業内容・作業環境）、サポートシステムに関する知識の有無とその情報源にかたよりがないか（テレビ、本、インターネット、知人からの話、医療者等）
■ 健康課題に関する意識・態度 ・健康に向けて取り組もうと思っている行動 ・特定の健康課題に関する意識・態度 ・現在の作業内容・作業環境が健康に及ぼす影響についての意識・態度 ・行動変容についての意識・態度 ・指示された健康管理行動を遵守しようとする意識・態度 ・学習意欲 ・健康支援のためのサポートシステムの活用意思	健康課題に関する知識を行動につなげるための意識や態度 ☆視点 ・健康のために何かに取り組もうという意欲や具体的計画、または葛藤はあるか
■ 健康課題に関する行動 ・健康に向けてとっている行動 ・余暇の過ごし方 ・健康診断受診状況 ・喫煙状況（種類、喫煙本数、喫煙年数、禁煙歴、喫煙のタイミング） ・特定の健康課題に関するコンプライアンス ・実施している具体的な行動 ・サポートシステムの具体的な活用内容	健康状態を維持または向上させるために、対象者が実際に取り組んでいる行動 ☆視点 ・実際に行っている健康行動を、よい面・悪い面含めて確認する ・具体的に何を行っているのか、どんな目的で行っているのか ・喫煙状況では、加熱式か紙巻きか等もあわせて確認する ・指示や助言された具体的な行動の実行状況

次ページに続く

「領域1　ヘルスプロモーション」のアセスメント項目と解説（続き）

アセスメント項目	アセスメント項目の解説・視点
【環境要因】 対象者を取り巻く、教育的・環境的なサポート要因をアセスメントする。家庭、職域、地域について、それぞれ人的資源（人材、労働力など）、物的資源（施設、設備など）、文化的資源（情報や教育など）、関係的資源（権力や威信、権利、諸制度など）についてアセスメントする	
■ **家庭** ・人的資源：家庭でのキーパーソン ・物的資源：家庭での健康支援のための設備 ・文化的資源：家庭での健康情報源	☆視点 ・家事負担が行動変容の障がいになる場合もある ・対象者の家庭が、安全で衛生的であり、健康行動を支援する資源として適切であるかを把握する ・具体的に誰が、どのような支援をしているか確認する
■ **職域** ・人的資源：職域でのキーパーソン ・物的資源：職域での健康支援のための設備 ・文化的資源：職域での保健指導や健康教育 　　　　　　　を受ける機会 ・関係的資源：職域での健康支援サービス、 　　　　　　　制度	☆視点 ・対象者の所属する職域環境が、効果的な治療や健康行動を支援する資源として適切か、健康行動にどのような影響を与えているか ・具体的に誰が、どのような支援をしているか確認する
■ **地域** ・人的資源：地域でのキーパーソン 　　　　　：医療機関でのキーパーソン ・物的資源：地域での健康支援のための設備 　　　　　：医療機関での健康支援のための 　　　　　　設備 ・文化的資源：地域での保健指導や健康教育 　　　　　　　を受ける機会 　　　　　：医療機関での保健指導や健康 　　　　　　教育を受ける機会 ・関係的資源：地域での健康支援サービス、 　　　　　　　制度 　　　　　：適切な医療を受けるための 　　　　　　制度	☆視点 ・効果的な治療や健康行動を支援する資源としての地域環境や医療環境について把握する ・具体的に誰が、どのような支援をしているか確認する

用語解説 行動変容ステージ

「行動変容ステージ」とは、人が健康的な生活習慣に向けて行動を起こすまでの変化を、以下のような5つのステージで捉えるものです。

表9 ● 行動変容ステージ

無関心期	保健行動に関心がなく、これから先も行動を起こすつもりはない
関 心 期	保健行動に関心はあるが、すぐに始めようとは考えていない
準 備 期	保健行動に関心があり、すぐ（1カ月以内）に始めたいと考えている
実 行 期	実際に行動を開始して6カ月以内
継 続 期	実際に行動を開始して6カ月以上続いている

Pender, Nola J：Health promotion in nursing practice, 小西恵美子監訳、ペンダーヘルスプロモーション看護論、日本看護協会出版会、1997年　をもとに作成

領域 2　栄 養

　食生活や代謝などの情報から、対象者が日常生活や職業生活でどのような食生活や栄養充足状態にあるか、また、職業生活が対象者の「栄養」にどのような影響を及ぼしているかをアセスメントします。

表10● 「領域2　栄養」のアセスメント項目と解説

アセスメント項目	アセスメント項目の解説・視点
【食生活】 実際の食生活を、個人の嗜好だけでなく、職業生活との関連や影響も加味してアセスメントする	
■ 食パターン ・朝食 ・昼食 ・夕食 ・間食・その他 ・飲酒（頻度、種類、量、主な飲酒場所、飲酒理由） ・嗜好品 ・健康食品の摂取	☆視点 ・主な食事パターンの実際と嗜好品の摂取状況 ・平日・休日の違い、出社日・在宅勤務日の違い ・食事時間、場所、内容、量、食べる速さ ・勤務時間や残業時間による食事への影響の有無 ・業務起因（職場のつきあい、接待等）での飲酒内容、行動等の変化 ・飲酒・間食などは、何の目的でとっているか ・カフェインを含む飲料摂取量・時刻はどうか
■ 食事の好み	☆視点 ・具体的な味つけ等の食事の好みとその摂取回数や量 ・栄養バランスのかたよりにつながっていないか ・本人の表現と実際の摂取状況は一致しているか
■ 食事への関心 ・食欲の変化 ・食への関心・嫌悪感	☆視点 ・食習慣としてだけでなく、ストレス状況の把握にもつながる ・異常な執着、無関心がある場合は、実際の食事状況とあわせてアセスメントする ・食欲変化の時期、きっかけとなる出来事はあったか
■ 食事に関する助言 ・具体的内容 ・時期 ・助言に対する知識と意識・態度 ・助言に対する行動 ・影響を受ける可能性のある業務	健康の保持増進のために、医療スタッフから受けた保健指導や栄養指導など ☆視点 ・指導内容と指導事項に関する理解、意識・態度、行動などから、行動変容ステージをアセスメントする ・指導や助言に対しての実際の実行状況 ・促進要因や阻害要因となる労働状況などはどうか

次ページに続く

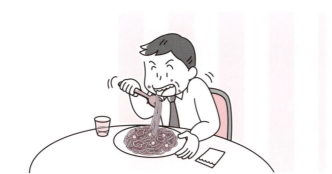

食事時間、場所、食事の内容や量、食べる速さにも着目しましょう

「領域2　栄養」のアセスメント項目と解説（続き）

アセスメント項目	アセスメント項目の解説・視点
【体格に関する状況】 体格、栄養・代謝に関する客観的情報や変化、そして影響する要因をアセスメントする。体格と栄養・代謝の情報をあわせてメタボリックシンドロームの視点でも分析する	
■ 体格の変化 ・身長・体重・BMI・皮下脂肪厚（率）・体脂肪率・腹囲 ・変化の状況	体格に関連する客観的情報と変化 ☆視点 ・健康に影響する体重、体格の変化 ・変化はいつ頃からどの程度あるか ・変化のきっかけはあったか
■ 栄養代謝に関する変化	糖代謝、脂質代謝、甲状腺などの栄養・代謝に関する客観的情報と変化 ☆視点 ・変化はいつ頃からどの程度あるか ・変化のきっかけはあったか
【消化吸収に関する変化】 消化吸収に関する主観的な訴えや事象と、その変化についてアセスメントする	
【体液量の状況】 温熱作業や作業強度の高い作業などの影響が大きいため、作業管理や作業環境管理の状況とあわせてアセスメントする	
・水分摂取の状況 ・ハイリスク状態を起こしうる状態	☆視点 ・水分摂取の量やタイミングは適切か ・温熱作業や作業強度の高い作業はあるか ・高尿酸血症、下痢、口渇感、皮膚の乾燥、尿量減少の状況

領域 3　排 泄

職業生活と排泄の状況や変調とを関連づける視点で、排泄状況をアセスメントします。

表11 ●「領域3　排泄」のアセスメント項目と解説

アセスメント項目	アセスメント項目の解説・視点
【排尿】 排尿状況や変化から、排尿に影響を与える疾病や障がいがないかをアセスメントする。また、労働に影響を与える排尿状況がないか、配慮の必要性についてもアセスメントする	
・現在の状況 ・変化	☆視点 ・頻尿、排尿量の増減、尿意切迫、尿失禁、夜間多尿症、排尿困難、排尿に関連すると思われる腹痛・腰痛、人工膀胱の有無など、排尿の状況はどうか ・変化はいつ頃からどの程度あるか ・変化のきっかけはあったか ・休憩のとれない長時間の作業など、排尿に影響する労働状況はどうか
【排便】 排便状況や変化から、排便に影響を与える疾病や障がいがないかをアセスメントする。また、労働に影響を与える排便状況がないか、配慮の必要性についてもアセスメントする	
・現在の状況 ・変化	☆視点 ・便秘、下痢、人工肛門の有無など、排便の状況はどうか ・変化はいつ頃からどの程度あるか ・変化のきっかけはあったか ・休憩のとれない長時間の作業など、排便に影響する労働状況はどうか

領域 4　活動／休息

労働活動と日常活動での体の動きに関するすべての状況について、エネルギー消費過多や休息不足による身体的な疲労や、活動度の低さによる消費エネルギー不足の状況などをアセスメントします。

表12● 「領域4　活動／休息」のアセスメント項目と解説

アセスメント項目	アセスメント項目の解説・視点
【睡眠と休息】 エネルギー回復のために必要な睡眠と休息がとれているかを、職業生活との関連性や影響を含めてアセスメントする	
■ 睡眠 ・睡眠時間（平日・休日、出社日・在宅勤務日） ・熟睡感 ・睡眠を助けるもの ・睡眠障害	☆視点 ・平日と休日、出社日と在宅勤務日それぞれの睡眠時間、熟睡感、睡眠障害（入眠困難、中途覚醒、早朝覚醒、日中の眠気、睡眠時無呼吸など）の有無 ・睡眠改善のために取り組んでいるもの（睡眠記録、内服、アロマなど）はあるか
■ 休息 ・休暇取得状況 ・業務中の休憩（休息）	休暇・休憩による休息状況 ☆視点 ・休暇の取得頻度、とりやすさ、休息やリフレッシュのために取得できているか ・業務中の休憩取得状況や休憩場所の有無や快適性
【労働と生活活動】 労働と生活活動のなかでのエネルギー消費の具体的な状況と身体的疲労状況をアセスメントする	
■ 労働 ・業務内容 ・勤務制（日勤・交代勤務、就業時間） ・勤務制度（テレワーク・フレックス・時短勤務） ・時間外労働状況 ・休日出勤 ・作業中の活動量（作業上負荷、作業強度、作業姿勢、作業時間／休憩時間、連続作業時間／休止時間） ・作業環境整備状況 ・仕事上の接待・つきあい ・出張（頻度・期間・行き先） ・通勤（手段・片道時間・片道徒歩時間）	エネルギー消費に関連する労働の活動状況。産業保健では、特に労働についてはもれなく確認する ☆視点 ・具体的な業務内容、手順や日程、チーム構成とそのなかで業務の流れと対象者が担う役割などはどうなっているか ・日勤、夜勤、交代勤務など身体の恒常性と関連した労働状況 ・具体的な就業時間や交代勤務の規則性など ・テレワーク（在宅勤務・サテライト勤務など）、フレックス、時短勤務などの制度と活用状況 ・平日や休日の時間外労働や休息時間の状況はどうか ・自覚だけでなく、環境測定や職場巡視結果等の客観的情報も含めて、仕事がしやすい作業環境が整備されているか ・在宅勤務や通勤の状況から、活動量と活動時間はどうか
■ 生活活動 ・家庭での仕事分担 ・負担軽減の手段 ・運動習慣 ・運動の制限	エネルギー消費に関連する、家庭での仕事分担状況や運動習慣 ☆視点 ・家事、育児、介護など家庭での仕事分担と負担感について ・家庭内の仕事へのサポート状況 ・運動の内容、1回の時間、頻度はどうか ・医学上の運動制限があるか

次ページに続く

「領域4　活動／休息」のアセスメント項目と解説（続き）

アセスメント項目	アセスメント項目の解説・視点
■ 活動の障がい	身体機能の評価（身体的障がいや身体の状況）と、それによる制限と就労上の調整の必要性
・身体の障がい（機能的障がいによる活動の障がい） ・時間的拘束 ・社内環境・設備の調整の必要性	☆視点 ・障がいの状況とそれによる活動への影響具合。保護具、リハビリの必要性 ・通院・治療などによる時間的拘束 ・本人が必要とし、調整が必要な設備や制度の有無
■ 活動機能	活動に影響を及ぼす身体的変調の有無や状況
・運動機能（体力測定結果ほか）の変化 ・循環、呼吸に関する変調	☆視点 ・筋力、柔軟性、全身の持久力、俊敏性、平衡性に関する平均との比較や経年変化 ・息切れ、動悸、めまい、胸痛など労作に伴って生じる変化の有無

領域 5　知覚／認知

　感覚・知覚を通じた情報の受け入れ方、物事を受け入れたり判断したりするときの傾向、情報を伝達するためのコミュニケーション手段など、対象者が外部から情報を得たときに、それをどのように捉えるのかをアセスメントします。

表13● 「領域5　知覚／認知」のアセスメント項目と解説

アセスメント項目	アセスメント項目の解説・視点
【感覚・知覚】 触覚・味覚・嗅覚・視覚・聴覚・運動覚を通じた、物理的・機能的な情報の受け入れ方をアセスメントする	
・感覚・知覚の変化 ・補助具の使用	☆視点 ・感覚や知覚の障がいの有無やその症状と時期 ・使用している補助具とその機能
【物事の意味づけ】 入ってきた情報について、対象者がどのように意味づけて受け入れる傾向にあるのかをアセスメントする	
■ 物事の受け入れの傾向 ・仕事の満足度／悩み ・家庭における満足度／悩み ・地域生活における満足度／悩み ・物事に対する受け入れの傾向	☆視点 ・仕事、家庭、地域生活の満足度や悩み、そして、それぞれの物事の受け入れの傾向 ・対象者の表現をそのまま用いて、対象者がさまざまな場面における満足度／悩みをどのように捉えているか ・ワークエンゲージメント調査結果はどうか ・対象者および他者（上司、同僚、部下）は、受け入れの傾向についてそれぞれどのように表現しているか
【判断】 対象者が受け取った情報を、どのように取捨選択し、判断する傾向にあるのかをアセスメントする	
■ 判断のしかたの傾向	☆視点 ・対象者および他者は、対象者の物事の判断のしかたについてそれぞれどのように表現しているか

次ページに続く

アセスメント項目	アセスメント項目の解説・視点
【理解】 対象者が受け取った情報を理解できない状態と、関連する疾患や症状、パーソナリティについてアセスメントする	
・集中力・注意力の変化 ・記憶の正確さ・記銘力の変化	☆視点 ・集中力・注意力・記憶力・記銘力の低下の状態と、関連する疾患、パーソナリティの状態 ・変化の時期
【コミュニケーション】 情報伝達の手段としての言語的・非言語的コミュニケーションの特徴のみをアセスメントする 関係性を捉えるためのコミュニケーションは「領域7　役割関係」で扱う	
■ 言語的コミュニケーション ・生活上、主に使用している言語 ・職場で主に使用されている言語 ・言語に関する障がいとなるもの ・他の言語の使用 ・コミュニケーションのための手段	言語的コミュニケーションの具体的な手段と、障がいとなるものがないか ☆視点 ・日本語、英語などの使用言語を把握する ・口頭での会話のほか、電話、メール、チャットなどの連絡手段や、筆談などの方法や補助具（補聴器、コミュニケーションボードなど）の使用についてと、その機能はどうか
■ 非言語的コミュニケーション ・特徴	非言語的コミュニケーションの具体的な手段と、障がいとなるものがないか ☆視点 ・アイコンタクト、表情、ボディランゲージなどの特徴
■ コミュニケーションの特徴	・その他、伝達手段としてのコミュニケーションの活用状況や特徴

領域6　自己知覚

対象者が自分自身をどのように捉えているのかを、外見などの外面的側面と、価値観、能力、重要性や成功の評価などの内面的側面からアセスメントします。

表14● 「領域6　自己知覚」のアセスメント項目と解説

アセスメント項目	アセスメント項目の解説・視点
■ 外観／身だしなみ	☆視点 ・外見的な部分や体型などのボディイメージはどうか
■ 自分についての表現	☆視点 ・強み（長所）や弱み（短所）といった性格や特徴（自己概念）、自分自身を大切にしようという思い（自己尊重）はどうか
■ 能力／労働能力	☆視点 ・一般的な能力や労働における能力はどうか ・人間関係の構築や役割、ストレスへの影響はどうか

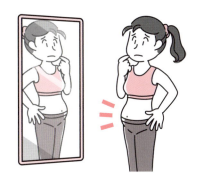

領域 7　役割関係

個々の人間同士、あるいは集団内や集団間の役割や関係性をアセスメントします。

表15● 「領域7　役割関係」のアセスメント項目と解説

アセスメント項目	アセスメント項目の解説・視点
■ 職域 ・職域における役割 ・人間関係 ・重要他者の存在 ・最近の喪失（役割・機能・重要他者など）	職場の上司、同僚、部下との人間関係や職域での役割、その変化が対象者に及ぼす影響 ☆視点 ・配置転換や昇進・降格などによる直接的な変化や、疾病やライフステージの変化に伴う影響はどうか ・役職やその他の仕事上のポジションによる役割はどうか ・ハラスメントなどはないか ・対象者や他者（上司、同僚、部下など）は職域での役割関係をどう思っているか ・降格による役割喪失、異動に伴う人間関係の変化や本人にとって欠かすことのできない重要他者の喪失などはどうか
■ 家庭 ・家族構成 ・家庭における役割 ・経済状況 ・主たる経済責任者 ・家庭での人間関係 ・重要他者の存在 ・最近の喪失（役割・機能・重要他者など） ・住居形態	家庭内の人間関係や役割、それが対象者の労働生活に与える影響 ☆視点 ・家庭内で本人が最も頼りにしているか欠かすことができない重要な人物の有無と関係性 ・家事、育児、介護の状況はどうか ・家庭生活の意思決定にどのような役割を果たしているか ・対象者や家族は家庭における役割関係をどう思っているか ・失業による経済的役割の喪失や家族の転居や死別、疾病による家庭内役割の喪失などはどうか ・居住形態による家族との物理的距離感と役割はどうか
■ 地域 ・地域における活動・役割 ・地域での人間関係 ・重要他者の存在 ・最近の喪失（役割・機能・重要他者など）	対象者が生活する地域における人間関係や役割、それが対象者の労働生活に与える影響 ☆視点 ・ボランティア、町内の役員、子どもの学校の役員など、地域での役割や活動状況はどうか ・対象者や地域の人は地域における役割関係をどう思っているか
■ 医療従事者とのつながり ・産業保健担当者との人間関係 ・地域の医療に関する人間関係 ・重要他者の存在 ・最近の喪失（役割・機能・重要他者など）	対象者の医療従事者との関係性、対象者の健康の保持増進への影響 ☆視点 ・産業保健担当者、医療機関、保健所などの医療関係者との関係性はどうか ・前向きに相談し、サポートが得られる関係性か ・転居・転勤により今までの相談先を失っていないか

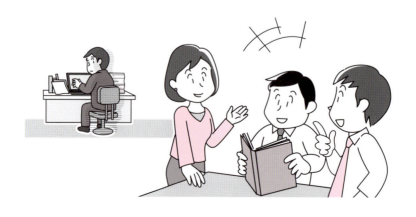

領域 8 セクシュアリティ

対象者のセクシュアリティやセクシュアルハラスメントの問題に関してアセスメントします。

表16● 「領域8　セクシュアリティ」のアセスメント項目と解説

アセスメント項目	アセスメント項目の解説・視点
■ 性機能 ・性機能 ・性的活動や性的行動に関する満足感や悩み	☆視点 ・疾患による業務内容、勤務形態への影響はどうか ・業務内容、勤務形態が性機能や性的活動・性的行動に及ぼす影響はどうか ・妊娠状況や不妊治療などの状況はどうか
■ 性に関する課題 ・セクシュアリティに関する悩み ・セクシュアルハラスメント	☆視点 ・身体的な性だけでなく、性自認、性的指向、性表現なども含めて人間の性のあり方を包括的に理解する ・トイレ・ロッカールームなどの付帯設備の使用に関する悩み ・対象者や職場関係者はどのように考えているか

領域 9 コーピング／ストレス耐性

ストレスに対する対象者の対処方法とストレスに対する抵抗力を把握し、職場や家庭など社会生活への適応状態や健康影響をアセスメントします。

表17● 「領域9　コーピング／ストレス耐性」のアセスメント項目と解説

アセスメント項目	アセスメント項目の解説・視点
【コーピング／ストレス耐性】 ストレス対処の具体的な方法や傾向、ストレスに対する抵抗力をアセスメントする	
・個人の課題解決方法 ・家庭内の出来事に対する課題解決方法 ・職場内の出来事に対する課題解決方法 ・ある出来事に対する家庭の課題解決方法 ・ある出来事に対する職場の課題解決方法 ・個人のストレス対処方法 ・社会支援システムの活用	☆視点 ・ストレス問題や状況の理解の傾向 ・課題に積極的に関わるか、避けようとするか、課題解決をするか、心の安定のためのストレス解消をするか、時間をかけて考えるか、すぐ行動するか ・ストレス対処の通常の傾向と特定の出来事に対する具体的なエピソードを確認する
【ストレス反応】 ストレスに対する心理的反応（不眠、不安感、集中力の低下など）、行動にあらわれる反応（食欲低下、過食、飲酒や喫煙の増加、落ち着きがない、ミスや物忘れなど）や、その反応の原因となったストレス要因をアセスメントする ストレス要因については、職場における要因（仕事の質、仕事の量、人間関係、異動や転勤に伴う環境変化、昇進・降格など立場の変化）のほか、社会的な要因（結婚、離婚、身近な人の死、病気、経済問題）なども確認する	
■ 通常の反応パターン ・ストレス要因 ・ストレス反応	対象者が感じやすいストレス要因と生じやすいストレス反応のパターン ☆視点 ・対象者自身がどう表現しているか ・産業看護職が観察した反応はどうか
■ 現在の反応 ・ストレス要因 ・ストレス反応 ・対処行動	☆視点 ・対象者自身がどう表現しているか ・産業看護職が観察した反応はどうか

領域10 生活原理

対象者を深く理解し、QOLを高める支援をするために、その人の行動、ふるまい、思考などの基礎となる根本的な法則をアセスメントします。

表18 ●「領域10 生活原理」のアセスメント項目と解説

アセスメント項目	アセスメント項目の解説・視点
【文化】 対象者の属する地域や集団に固有の風土、生活様式、習慣など、対象者の実践状況から生活や健康に及ぼす影響をアセスメントする	
【価値観】 ウェルビーイングの視点で、対象者が生きていくうえで大事にしている価値観についてアセスメントする	
■ 重要な人生上の価値・信条	これだけは譲れないという深い価値や信条
■ 生きがい	生きる意味や価値につながるもの
■ 働きがい	働く意味や価値につながるもの
■ 価値に影響を及ぼすこと	価値観に影響を及ぼす要因
【宗教】 対象者が信じる宗教の思想や宗教的行動から、生活や健康に及ぼす影響をアセスメントする	

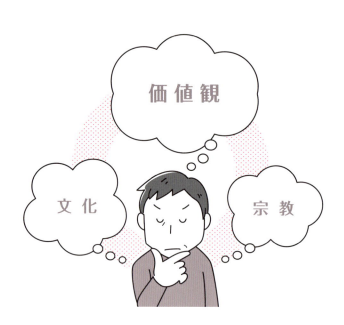

領域11 安全衛生／防御

　主に職業性疾病（いわゆる職業病）や業務上の事故を予防するための安全と衛生が確保できているかをアセスメントします。

　ただし、地域や家庭の安全と衛生状態が労働生活に与える影響もあるため、必要に応じて広くアセスメントします。

表19● 「領域11　安全衛生／防御」のアセスメント項目と解説

アセスメント項目	アセスメント項目の解説・視点
【個人的要因】 安全衛生／防御に関連する対象者個人の特性をアセスメントする	
■ **安全衛生行動へのプロセス** ・知識 ・意識・態度 ・行動	☆視点 ・具体的な内容を確認する ・情報源にかたよりがなく、正しい知識が身についているか、それが認識（理解の状況、意思や意欲）、行動化されているか
■ **安全衛生に関わる心理的要因**	安全衛生に影響する対象者の性格傾向（注意力が低い、慎重など）や心理状態
■ **安全衛生に関わる生理的要因**	体格、体力、疲労状況、体調などの安全衛生に関わる生理的状況や、安全を脅かす危険性のある身体疾患および治療、障がいの有無と内容、業務により増悪の可能性のある身体疾患など
■ **安全衛生に関わる技能** ・経験年数 ・資格や免許の取得 ・修練（習得）度	安全衛生に影響する業務作業のスキル ☆視点 ・修練度は他者評価からも確認する
【外的要因】 安全衛生／防御に関連する環境要因をアセスメントする	
■ **職域** ・環境要因：物理的環境 　　　　　：化学的環境 　　　　　：生物的環境 　　　　　：社会的環境 ・作業要因 ・管理要因 ・教育要因	☆視点 ・物理的環境：温度、湿度、照明、騒音、振動、作業空間など ・化学的環境：有機溶剤、特定化学物質、粉じんなど ・生物的環境：病原微生物、感染症など ・社会的環境：職場のある地域の地理的特徴、治安、衛生状態、人間関係など ・作業要因：生理学・人間工学的視点で、作業方法、作業時間、保護具など ・管理要因：安全管理者、衛生管理者、安全衛生委員会や指揮命令系統の機能状況、また安全衛生に関する対策など ・教育要因：必要な教育、訓練の実施状況
■ **地域** ・環境要因	☆視点 ・対象者が生活する地域の地理的特徴、治安、衛生状態、人間関係など
■ **家庭** ・環境要因	☆視点 ・家庭の居住環境や衛生状態、人間関係など

領域12 安楽

対象者が穏やかで、満ち足りていると感じている状態にあるかをアセスメントします。

表20 ●「領域12 安楽」のアセスメント項目と解説

アセスメント項目	アセスメント項目の解説・視点
【身体的安楽】 悪心、嘔吐、掻痒感、腰痛、筋肉痛、疲労感などの身体症状・状態から、身体的に快適な状態にあるかをアセスメントする	
【精神的安楽】 安心、不安、爽快、抑うつなどの精神症状・状態から、自己存在の根拠に関連することも含め、精神的に穏やかな状態にあるかをアセスメントする	
【社会的安楽】 職域・地域・家庭において、対象者がそれらの環境を快適に感じているかをアセスメントする	

領域13 成長／発達

対象者の成長／発達の状況を把握し、労働生活や日常生活への影響をアセスメントします。

表21 ●「領域13 成長／発達」のアセスメント項目と解説

アセスメント項目	アセスメント項目の解説・視点
■ 身体的成長／発達	身体的に年齢に即した成長／発達であるか、日常生活・労働生活に支障が生じているか
■ 精神的・社会的成長／発達	精神的・社会的に年齢に即した成長／発達であるか、日常生活・労働生活に支障が生じているか

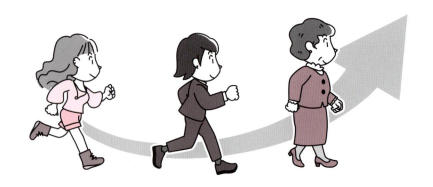

アセスメントの手順

　産業看護アセスメントツールを使用したアセスメントの手順と考え方は、第2章の32ページ以降で解説しています。ここでは個人のアセスメントの手順の概要と、アセスメントをするうえでの視点と注意点を紹介します。

1）情報収集

　「フェイスシート」と13の「領域別シート」の項目を確認し、念頭に置いて情報収集をします。

●系統的な情報収集

　個人のアセスメントシートは、現状で得ている情報を「フェイスシート」と「領域別シート」に整理するという使い方もできます。ただし、これから情報収集をするのであれば、事前に各シートの項目を頭に入れておくことで、系統的な情報収集が可能になります。

●面談以外の産業看護活動からも情報収集

　13領域のアセスメント項目を頭に入れておくことで、日々の産業保健活動のすべての機会が情報収集の場となります。職場巡視でわかる職場の様子、面談以外での対象者との会話、上司や職場関係者との関わり、過重労働報告など、さまざまな場面で情報を徐々に深めることが可能です。

●すべての項目を埋めることを目的にしない

　「フェイスシート」と13の「領域別シート」の項目は、対象者を理解するために有益であり、すべての項目の情報収集ができれば、質の高いアセスメントにつながります。しかし、やみくもにこれだけの項目数の情報収集をすることは、対象者への大きな負担となります。

　このツールはすべての項目を埋めることが目的ではありません。対象者の状況や場面によって必要な情報は異なります。13領域という広い視点を念頭に置いて情報がかたよらないようにしながらも、優先度をつけて情報収集を行います。

●一問一答ではなく、話の流れを大切にする

　情報収集を目的としていても、対象者との関わりは信頼関係の構築につながるものであり、関わりそのものが支援です。チェックリストのように一問一答でただ情報を収集するのではなく、話の流れを大切にして、対象者の思いを受けとめることを忘れてはいけません。

●プライバシーに十分配慮する

　健康診断結果、保健指導や健康相談の記録などの健康情報は、個人情報のなかでもセンシティブ・データ（機微な情報）といわれ、プライバシーに十分配慮する必要があります。

　なかでも、「領域8　セクシュアリティ」や、「領域10　生活原理」の「宗教」は、情報収集には細心の注意を払い、労働状況や対象者の健康課題と関わりがない場合には積極的に収集する必要はありません。

　また、センシティブ・データに限らず、業務上知り得た個人情報に対しては守秘義務を厳守し、本人の了解なしに第三者への情報提供を行うことはできません。

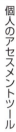

2）情報の整理

「フェイスシート」と13の「領域別シート」に情報を記載して、情報を整理します。

●情報はそのまま記載する

情報の欄には、収集した情報をそのまま記載します。対象者の発言などは、表現を変えてしまうと看護職の判断が加わり、本来の発言の意図と変わってしまうことがあります。その情報から看護職が分析・判断したことについては、その旨をアセスメント欄に記載します。

●情報源を明確にする

同じ発言や情報でも、誰が発言したのかによって、その情報の意味は大きく変わります。上司や職場関係者、家族、会社規程など対象者以外から得た情報は、情報源を記載します。

●複数領域に関わる情報は、すべての領域に記載する

13領域に情報を分けることが難しい場合もあります。情報については、記載もれがなく、よりよいアセスメントにつなげることを重視し、複数領域に関わる情報は、そのすべての領域に記載します。

3）情報の精査

看護の知識を用いて、記載した情報を精査します。気づき、手がかり情報、基準からはずれているもの、強化が必要なもの、気がかりなもの、情報の正確性、不足している情報などを吟味します。

●不足している情報はくり返し収集

ツールで情報を整理し精査することで、不足している情報や不確定な情報が明確になります。そういった情報は、継続的に意識して収集・確認しましょう。追加情報は、収集日を記載してシートに随時追記することで、情報を深め、洗練させていきます。

ただし、情報を完璧にしないとアセスメントができないわけではありません。今ある情報のなかでアセスメントをすることも可能です。その場合、一方ではさらなる情報収集・確認を計画しつつ、一方では情報を分析するアセスメントを進めます。

4）領域アセスメント

領域ごとに、健康課題（顕在・潜在）と強みをアセスメントし、アセスメント欄に記載します。

●健康課題と強みをそれぞれアセスメントする

看護の視点で対象者の「健康課題」につながることをアセスメントします。顕在化した健康課題だけでなく、潜在的な課題がアセスメントされた場合には「○○のリスクがある」と、顕在化した課題との違いがわかるようにアセスメントを記載します。

また、「課題」だけに目を向けるのではなく、対象者の健康課題の解決や健康増進につながる「強み」もアセスメントすることが重要です。

58 ● アセスメントの手順

●複数の情報をつなげてアセスメントする

1つの情報に1つの解釈をつけるのではなく、領域内の複数の情報をつなぎ合わせることで、より深いアセスメントを意識します。

5）健康課題ごとの情報・アセスメントの統合

領域アセスメントで導かれた「健康課題」や「強み」の1つに焦点を当て、他の領域から関連する情報・アセスメントを確認し、統合します。

●健康課題ごとに横断的に情報とアセスメントを整理し統合する

領域アセスメントで導いた「健康課題」は、統合の過程で健康課題同士につながりが強い場合には、同じ健康課題として統合します。こうして領域をまたいで対象者の全体像をつかみ、健康課題に焦点を当てたアセスメントを深めながら絞り込んでいきます。

領域アセスメントでは健康課題・強みにつながらなかった情報も、別の領域の健康課題には関連する情報である可能性もあります。統合の際には、アセスメントだけでなく、各領域の情報も確認します。

●対象者の知識・認識・行動や資源を含めてアセスメントする

45ページで説明したとおり、「領域1　ヘルスプロモーション」の知識・認識・行動や資源などの情報は、他の12領域すべてに通じる情報です。特に意識して、他の領域と統合する情報・アセスメントがないかを確認する必要があります。この領域を統合することで、健康課題が生じる背景や資源をアセスメントし、行動変容の準備状況や強みが明確化されます。

6）総合アセスメント

領域を超えて統合した情報・アセスメントから、最終的な健康課題（顕在・潜在）や強みをアセスメントします。

●他者にも伝わる言葉にまとめる

看護職としての根拠をもった健康課題のアセスメントや支援内容は、自分だけがわかっていればよいというものではありません。対象者や職場関係者、他の医療スタッフ等とも共有できるように、他者にも伝わる言葉でまとめる必要があります。

7）総合アセスメントの優先順位づけ

複数の総合アセスメントが導かれた場合には、優先順位づけを行います。

●優先順位は複数の視点から総合的に判断する

はじめに重大性（影響の範囲と程度）と緊急度の視点から、優先度の高さを判断します。加えて、実現可能性も踏まえて最終的に優先順位を決定します。実現可能性という意味では、対象者の認識も大きく影響します。自発的な相談の場合は、対象者の相談の主訴を忘れずに判断をします。

3 事例で学ぶ個人のアセスメントツールの使い方

　ここでは、健康相談に来室したＡさんの事例をあげながら、このアセスメントツールをどのように使ったらよいかを紹介します。

> **1** 「1）Ａさんの概要」（右ページ）を読んで、対象者の概要をイメージします。
>
> **2** 「2）Ａさんのアセスメントツール記入例」のフェイスシート（62ページ）と「領域別シート」（64ページ〜）を読んで、領域ごとの情報・アセスメントから対象者を把握します。
>
> **3** 「3）Ａさんの総合アセスメントへの思考過程」（72ページ）を「思考過程１〜３」の順に読み進めます。
> それぞれの思考過程では、まず領域アセスメントで焦点を当てた健康課題・強みを確認します。次に、焦点を当てた健康課題・強みに関連する情報・アセスメントを確認します。
> 図９（73ページ）では領域名のみ記載していますが、各領域別シートの記入例には統合する情報・アセスメントに「＊思考過程１〜３」を記載していますので、シートに戻って確認します。
> その後、統合した情報・アセスメントから導かれる総合アセスメントを確認します。
>
> **4** 最後に、導かれた総合アセスメントの優先順位を確認します。
> 思考過程１〜３の順は、作業の順番であり、優先順位と一致するものではありません。

　アセスメントツールの各項目について、わからないことが出てきた場合は、「1）フェイスシート」（42ページ）と「2）領域別シート」（44ページ）に戻って確認します。

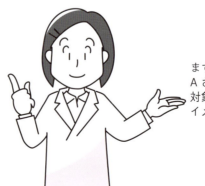

まずは右ページの
Ａさんの概要を読んで
対象者の概要を
イメージしましょう

事例1 Aさん
健康相談に訪れた26歳の男性

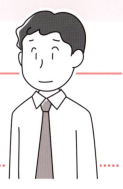

1) Aさんの概要

　Aさんは、大手通信会社で設備業務を担う、入社4年目の26歳の男性です。健康管理室で健康相談を実施するとの社内通知をきっかけに、本人から担当看護職にメールがあり、11月30日に面談を実施しました。

　Aさんは、この10月に現場での故障修理業務から、設備業務全体の企画を担うオーバーヘッド部署へ異動しました。はじめての企画業務の内容や、過重労働が常態化している業務量等に負担を感じていました。加えて、原則出社だった前職場と違い、原則在宅勤務となり、遠慮がちなAさんは同僚や上司に業務相談ができずに仕事がたまってしまい、時間外労働も増える一方でした。

　11月に入ると、寝つきの悪さ、頭痛、倦怠感などの不調をときおり感じるようになりました。その後、徐々に症状の出現頻度が高まり、2週間ほど前からは毎日のように不調を感じるようになってきました。「自分の不出来さでみんなに迷惑をかけている」とひどく落ち込み、勤務時間以外も仕事の心配が頭から離れない状態でした。また、以前は機会飲酒でしたが、今では寝るために毎日ビールを飲むようになっていました。

　「いつもの自分ではない。なんとかしなくてはいけないと感じるが、どうしたらいいかわからないので相談に乗ってほしい」と言い、涙ぐみながら話をしていました。

　上司や同僚は「いつでも相談して」と声をかけてくれますが、オンラインで相手の様子が見えないことにハードルを感じ、変なタイミングで聞いて迷惑になるのでは、と心配して相談ができない状態でした。

　異動を機に生活も変わり、大阪の自宅から家族・友人と離れ、東京ではじめての独居生活を送っています。一人暮らしが始まってからはコンビニ弁当や外食にかたよるなど、食生活の乱れもあります。また最近は、慣れない家事も負担となり、掃除・洗濯等は平日は気力がわかず、週末にまとめてやるようになりました。疲れから大阪の実家にも帰省することができず、休みの日は東京の自宅で最低限の家事だけ行い、趣味のテニスもすっかりご無沙汰の状況です。

2) Aさんのアセスメントツール記入例

(1) フェイスシート

　はじめにフェイスシートの各項目について情報確認と記入を行います。次ページの表22に示すフェイスシートからは、Aさんが入社4年目で経験が浅いことや、はじめての人事異動であったこと、そして現場の仕事からオーバーヘッド業務へと変化があったこと、また現病歴や既往歴は特になく、これまで健康課題で就業上の配慮の必要がなかったことが確認できます。

表22 ● Aさんのフェイスシート

社員番号	123456		国籍／出身地	日本
氏　　名	Aさん		生 年 月 日	19XX年5月18日
性　　別	男性		入 社 年 月 日	20XX年4月1日
連 絡 先	TEL	03-1234-5678	E-mail	k-sangyo@xxx.ne.yy
	住所	東京都xx区xxx	FAX	03-9876-5432

■ ライフヒストリー

時期：○年○月（年齢）	内容詳細	時期：○年○月（年齢）	内容詳細
20XX年3月（22歳）	○○大学△△学部卒業		
20XX年4月（22歳）	○○通信会社入社（大阪）		

■ 異動歴

時期：○年○月（年齢）	所属・業務内容
20XX年4月（22歳）	設備部　故障修理大阪エリア担当
20XX年10月（26歳）	設備部　設備企画担当（東京）

■ 職位歴 / ■ 勤務形態歴

時期：○年○月（年齢）	内容詳細	期間：○年○月〜○年○月	内容詳細
20XX年4月（22歳）	一般社員		

■ 特定の業務歴 / ■ 業務に関する資格取得歴

期間：○年○月〜○年○月	内容詳細	時期：○年○月（年齢）	内容詳細

■ 安全衛生教育受講歴 / ■ 健康教育参加歴

時期：○年○月（年齢）	内容詳細	時期：○年○月（年齢）	内容詳細
		20XX年4月（22歳）	新入社員向けセルフケアセミナー

■ 既往・現病歴 / ■ 家族歴

期間：○年○月〜○年○月	内容詳細	続柄	内容詳細
	なし		

■ 欠勤・長期休業（休職）歴 / ■ 健康管理区分歴

期間：○年○月〜○年○月	内容詳細	期間：○年○月〜○年○月	内容詳細
	なし		なし

■ 就業制限歴 / ■ 看護診断歴

期間：○年○月〜○年○月	内容詳細	時期：○年○月（年齢）	内容詳細
	なし		

【事例1】Aさん　健康相談に訪れた26歳の男性

（2）領域別シート

次ページの表23以降に示す「領域別シート」の使い方を解説します。

はじめに13の各領域別シートに面談等で得た情報を記入します。情報を記入する際は、対象者から得られた情報はそのまま記載し、記入者の判断や主観は入れないように、また対象者の強みとなる情報も記載します。

そして、やみくもに情報を記載するのではなく、領域別シートの解説（44ページ〜）を参考に情報の意味をしっかりと確認しながら記載していくことが重要です。記入時の注意点は、次ページ以降の「領域別シート」上の吹き出し内にコメントを記載していますので参考にしてください。

情報の記載ができたら、1領域ずつ情報を確認し、領域アセスメントを行います。看護の視点から解決すべき課題に注目し、Aさんの健康課題・強みを推論していきます。

たとえば、「領域4 活動／休息」（67ページ）からは、寝つきの悪さというストレス症状が出現している課題を推測することができます。しかし、現在の不調のサインだけでなく、どのような背景があるのか、Aさんの思いや気持ちも重要です。

「領域1 ヘルスプロモーション」（次ページ）からは、「いつもの自分ではない」という気づきも得られており、そのような状況のなか、社内で健康相談が実施されることを知り、自ら申し出るなど改善に向けてなんとかしたいというAさんの「強み」があることも推測できます。

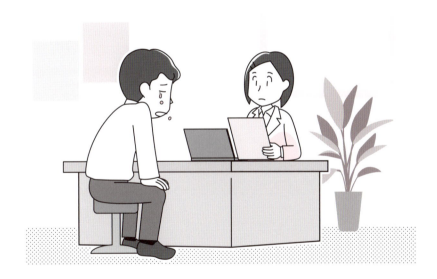

■ 領域別シート（個人のアセスメントシート）

記入日　*20XX年11月30日*

> 領域別シートはアセスメントを行うたびに作成するので、記入日を必ず記載してください

表23 ● Aさんの領域別シート

領域1　ヘルスプロモーション

【個人的要因】	
■ 健康自覚	
・健康状態の自覚	*いつもの自分ではない。なんとかしなくてはいけないと感じる　*思考過程1・3*
・健康の満足度	
・人生の満足度	
・特定の健康課題に関する自覚	
■ 健康課題に関する知識	
・健康への関心・知識	
・特定の健康課題に関する知識の程度	*寝るために毎日ビール500mlを飲むようになった。前より寝やすいような気もするが、眠れない日もあるし、効いているのかよくわからない　*思考過程1・3* *食事は、倒れずに活動できるくらいカロリーがとれているので、大丈夫だと思う　*思考過程2*
・現在の作業内容・作業環境が健康に及ぼす影響についての知識	
・健康情報の情報源	
・健康支援のためのサポートシステムの認識	*社内通知で健康相談実施について知った*
■ 健康課題に関する意識・態度	
・健康に向けて取り組もうと思っている行動	
・特定の健康課題に関する意識・態度	*いつもの自分ではないということがわかっている　*思考過程1*
・現在の作業内容・作業環境が健康に及ぼす影響についての意識・態度	*不調の原因は仕事のストレスだと思う　*思考過程1*
・行動変容についての意識・態度	*なんとかしなくてはいけないと感じている　*思考過程1・3*
・指示された健康管理行動を遵守しようとする意識・態度	
・学習意欲	
・健康支援のためのサポートシステムの活用意思	*どうしていいかわからないので相談に乗ってほしいと思っている　*思考過程1*
■ 健康課題に関する行動	
・健康に向けてとっている行動	*自ら健康管理室の相談を申し込んだ　*思考過程1・3*
・余暇の過ごし方	*平日やらずにたまっている家事をこなす。だるいし、仕事のことを考えてしまい遊ぶ気にはなれない　*思考過程1*
・健康診断受診状況	*毎年受診。最終：昨年12月　今年度は12月予定*
・喫煙状況（種類、喫煙本数、喫煙年数、禁煙歴、喫煙のタイミング）	*なし*
・特定の健康課題に関するコンプライアンス	
・実施している具体的な行動	
・サポートシステムの具体的な活用内容	

> 本人から得た情報はそのまま記載し、記入者の判断や主観を入れないようにします

> いつもの自分と違うことへの気づきや、なんとかしたいという思いは、Aさんの"強み"の情報になります

64 ●【事例1】Aさん　健康相談に訪れた26歳の男性

「領域1　ヘルスプロモーション」（続き）

【環境要因】	
■ 家庭	
・人的資源：家庭でのキーパーソン	*母・妹とときおり連絡を取る程度*
・物的資源：家庭での健康支援のための設備	
・文化的資源：家庭での健康情報源	
■ 職域	
・人的資源：職域でのキーパーソン	*課長1名、係長1名、一般4名のチーム。業務の指示は課長から直接あり、月1回面談をしている。課長は「いつでも相談して」と声をかけてくれるが、オンラインで相手の様子が見えないことにハードルを感じ、変なタイミングで聞いて迷惑になるのではと心配して相談ができない* ***思考過程1・3** *同担当の別社員から「課長は相談すると丁寧に教えてくれる」とのコメントあり。巡回時に課長から「リモート下で、部下の困りごとが見えにくくなったが、もっとサポートしたいと思っている」とのコメントあり* ***思考過程1・3**
・物的資源：職域での健康支援のための設備	
・文化的資源：職域での保健指導や健康教育を受ける機会	*希望すれば健康管理室の看護職との面談が可能*
・関係的資源：職域での健康支援サービス、制度	
■ 地域	
・人的資源：地域でのキーパーソン	*今の家の近くには知人はいない*
：医療機関でのキーパーソン	
・物的資源：地域での健康支援のための設備	
：医療機関での健康支援のための設備	
・文化的資源：地域での保健指導や健康教育を受ける機会	
：医療機関での保健指導や健康教育を受ける機会	
・関係的資源：地域での健康支援サービス、制度	
：適切な医療を受けるための制度	

> 領域ごとのアセスメントを行うことで、Aさんのイメージが固まってきます。健康課題と強みを分けて書くことで、総合アセスメントの導きがスムーズになります

アセスメント

・業務ストレスによりメンタル不調をきたしているとの認識はある。しかし、不眠に飲酒で対応するという対処方法の知識不足もあり、症状への対処ができていない　***思考過程1・3**
・遠慮から自発的な業務相談ができていないが、業務上のキーパーソンである課長は相談をすれば対応しており、部下のサポートをさらに強化したい思いももっている　***思考過程3**
・家族との連絡が頻回でないことや異動とともに現在の居住地周囲に知人もいないことから、相談やストレス発散がしにくい状況にあると考えられる　***思考過程3**
・食事はカロリーだけとればよいという、栄養に関する知識不足がある　***思考過程2**
・不調に対しては改善したいという思いがあり、現在準備期にある。そのために健康管理室の相談を自ら活用しようという積極的な姿勢がみられる　***思考過程1・3**

> Aさんの強みもアセスメントします

領域2　栄　養

【食生活】	
■ 食パターン	
・朝食	学生時代から欠食　*思考過程2
・昼食	10月の独居以降、平日は欠食またはカップラーメンかおにぎり1個程度。週末はコンビニのパスタ等　*思考過程2
・夕食	10月の独居以降、平日は22時過ぎにパン・おにぎりやゼリー。週末には、ファストフードやコンビニ弁当、宅配弁当等　*思考過程2
・間食・その他	なし
・飲酒（頻度、種類、量、主な飲酒場所、飲酒理由）	7回／W、ビール（500ml）×1本、自宅で飲む。これまで1〜2回／Mの機会飲酒だったが、最近は寝るためにビールを飲むようになった　*思考過程3
・嗜好品	
・健康食品の摂取	
■ 食事の好み	
■ 食事への関心	
・食欲の変化	一人だとあまりお腹がすかない
・食への関心・嫌悪感	人と一緒だと食べるが、一人では食べること自体が面倒。何か食べておかなければと、簡単に食べられるものだけ食べている　*思考過程2
■ 食事に関する助言	
・具体的内容	
・時期	
・助言に対する知識と意識・態度	
・助言に対する行動	
・影響を受ける可能性のある業務	
【体格に関する状況】	
■ 体格の変化	
・身長・体重・BMI・皮下脂肪厚（率）・体脂肪率・腹囲	身長：173cm　体重：63kg　BMI：21.1　腹囲：83cm 昨年12月1日定期健康診断
・変化の状況	あり：異動後ベルトは少しゆるくなった。体重は測っていない　*思考過程2
■ 栄養代謝に関する変化	
【消化吸収に関する変化】	
【体液量の状況】	
・水分摂取の状況	
・ハイリスク状態を起こしうる状態	

> 頻度・量のほか、飲酒理由などを具体的に記載します

> 自覚・他覚ともに変化を記載していきます

アセスメント
・これまで機会飲酒であったが、入眠目的に飲酒回数・量の増加がある。睡眠の質の悪化につながっている可能性あり。今後さらなる飲酒行動の悪化にも注意が必要
・食への関心が低く、食事摂取量が低下してエネルギー不足があり、体重減少につながっている。また、炭水化物にかたよった食事内容となっており、栄養バランスの乱れが懸念される　*思考過程2

領域3　排　泄

【排尿】	
・現在の状況	
・変化	
【排便】	
・現在の状況	下痢・便秘なし
・変化	

> 今後、必要に応じて情報を記載していきます

アセスメント
・現時点では特記すべき問題なし

66 ●【事例1】Aさん　健康相談に訪れた26歳の男性

領域4　活動／休息

【睡眠と休息】

■ 睡眠

・睡眠時間（平日・休日、出社日・在宅勤務日）	【平日】就寝：25：00　起床：8：30
・熟睡感	なし
・睡眠を助けるもの	
・睡眠障害	あり：仕事のことを考えると就寝後1～2時間は寝つけない。6時頃目が覚めるが、だるくて起きられずに布団でゴロゴロする。1カ月ほど前から始まり、この2週間ほぼ毎日　*思考過程1

■ 休息

・休暇取得状況	0日／M
・業務中の休憩（休息）	昼休みも食事以外は仕事をしている　*思考過程3

【労働と生活活動】

> さまざまな働き方があるため、対象者の働き方について、できるだけ詳しく記載します

■ 労働

・業務内容	部内の事業計画の策定、部内の各部署への事業計画の展開・進捗管理、他部署との調整。今までは現場系で、企画系業務ははじめて　*思考過程1
・勤務制（日勤・交代勤務、就業時間）	日勤
・勤務制度（テレワーク・フレックス・時短勤務）	異動後1カ月は引き継ぎで週半分程度出社だったが、現在は在宅勤務が中心。出社頻度は1～2回／M　*思考過程1
・時間外労働状況	平均：70時間／M　*思考過程1
・休日出勤	あり：2日／M
・作業中の活動量（作業上負荷、作業強度、作業姿勢、作業時間／休憩時間、連続作業時間／休止時間）	休息時間等、業務外でも業務電話・メール・チャットは常に確認する。作業はほぼデスクワーク　*思考過程3
・作業環境整備状況	
・仕事上の接待・つきあい	
・出張（頻度・期間・行き先）	
・通勤（手段・片道時間・片道徒歩時間）	電車通勤。片道：60分（うち徒歩：10分）

■ 生活活動

・家庭での仕事分担	独居　　自炊はせず外食・出来合い
・負担軽減の手段	やらなきゃいけないけど、平日は家事をする気力がない
・運動習慣	大学ではテニス部。卒業後も月1～2回仲間とテニスをしていたが、10月に引っ越してからは参加していない　*思考過程3
・運動の制限	

■ 活動の障がい

・身体の障がい（機能的障がいによる活動の障がい）	なし
・時間的拘束	
・社内環境・設備の調整の必要性	

■ 活動機能

> "不眠症状" があることが読みとれます。ここではこのアセスメントに焦点を当て、関連する情報やアセスメントを横断的に見ていきます（73ページの図9「思考過程1」参照）

・運動機能（体力測定結果ほか）の変化	
・循環、呼吸に関する変調	

アセスメント

・はじめての仕事内容・時間外の多さなど、異動により心身に負担のかかる労働状況となっている　*思考過程1
・業務のことを考えると入眠困難や早朝覚醒などの不眠症状があらわれる。ストレス状態にあり十分な休息がとれていない　*思考過程1
・業務量の多さや、昼休みの業務、また、就業時間外での業務電話やメール・チャットへの対応に伴い、休息が得られていない　*思考過程1・3
・異動後の業務内容、在宅勤務中心の生活により、平日の体を動かす機会は少なくなっている
・休日の運動習慣はなくなり、また、疲労により家事なども負担を感じ、行う気力がなくなり、活動量が低下している
　　　　　　　　　　　　　　　　　　　　　　　　　　　　　　　　　　　　*思考過程1

領域5　知覚／認知

【感覚・知覚】	
・感覚・知覚の変化	
・補助具の使用	
【物事の意味づけ】	
■ 物事の受け入れの傾向	
・仕事の満足度／悩み	前の職場では、先輩たちに教えてもらいながらスキルアップが実感できて楽しかった。今の職場では役に立たず迷惑をかけてばかり。申し訳ない　＊思考過程1
・家庭における満足度／悩み	
・地域生活における満足度／悩み	
・物事に対する受け入れの傾向	
【判断】	
■ 判断のしかたの傾向	
【理解】	
・集中力・注意力の変化	あり：思うように頭が働かずに、仕事が処理できない　＊思考過程1
・記憶の正確さ・記銘力の変化	
【コミュニケーション】	
■ 言語的コミュニケーション	
・生活上、主に使用している言語	日本語
・職場で主に使用されている言語	日本語
・言語に関する障がいとなるもの	なし
・他の言語の使用	
・コミュニケーションのための手段	主にチャット、その他メール・電話・テレビ会議システム
■ 非言語的コミュニケーション	
・特徴	
■ コミュニケーションの特徴	上司や同僚などと業務ではチャット中心。その他、電話、メール。会議は原則オンライン会議であり、職場文化で画面はオフにしているメンバーが多い

> 使用しているツールだけでなく、使用しているときの状況も記載します。

アセスメント
・本人も自覚する集中力・作業能率の低下があらわれている　＊思考過程1
・職場で自身の役割が果たせていないと感じており、罪悪感を感じ、ストレスが高い状態にある　＊思考過程1
・スキルアップに喜びを感じる傾向にあるが、今はそれが感じられないことへの悩みをもっている　＊思考過程1
・チャットや複数のコミュニケーション手段があり、勤務場所を問わずにコミュニケーションがとれる環境はある。一方、顔を見てのコミュニケーションの機会は少なく、周囲がAさんの不調に気づきにくい状況にある

領域6　自己知覚

■ 外観／身だしなみ	スーツ着用。髪型等に乱れはない
■ 自分についての表現	
■ 能力／労働能力	本人は「自分の不出来でみんなに迷惑をかけている」と言う　＊思考過程1

アセスメント
・本人は労働能力が低いと感じているが、実際は不明であり、上司に確認をする必要がある　＊思考過程1

68　●【事例1】Aさん　健康相談に訪れた26歳の男性

領域7　役割関係

■ 職域	
・職域における役割	*担当内最年少*
・人間関係	*担当内みんないい人だが、仲のいい人はいない。原則在宅勤務で顔を合わせることは少ない。課長は「いつでも相談して」と声をかけてくれるが、オンラインで相手の様子が見えないことにハードルを感じ、変なタイミングで聞いて迷惑になるのでは、と心配して相談ができない　**＊思考過程3***
・重要他者の存在	
・最近の喪失（役割・機能・重要他者など）	
■ 家庭	
・家族構成	*実家：大阪* *父親・母親・妹（大学生）が大阪にて同居*
・家庭における役割	*長男*
・経済状況	
・主たる経済責任者	*自分*
・家庭での人間関係	*母・妹とときおり連絡を取る程度*
・重要他者の存在	
・最近の喪失（役割・機能・重要他者など）	
・住居形態	*今年10月に大阪の自宅から、東京の職場に近いワンルームマンションに引っ越し。はじめての独居。最近は疲れから帰省をすることもできていない*
■ 地域	
・地域における活動・役割	
・地域での人間関係	*大学のテニス部仲間と以前はテニスをしていたが、今年は参加できていない。連絡も減ってしまった　**＊思考過程3***
・重要他者の存在	
・最近の喪失（役割・機能・重要他者など）	
■ 医療従事者とのつながり	
・産業保健担当者との人間関係	*健康管理室の健康相談実施についての社内通知をきっかけに、はじめて相談をする*
・地域の医療に関する人間関係	
・重要他者の存在	
・最近の喪失（役割・機能・重要他者など）	

アセスメント
- *上司や同僚に対し、迷惑をかけたくないという思いや、オンラインで様子が見えないことから相談のタイミングがわからず、自ら声をかけることを躊躇している。業務上の課題についてや自身の状態について必要な相談・コミュニケーションがとれずに抱え込み、ストレスが増大している可能性がある　**＊思考過程3***
- *転居に伴い、家族や従来の友人との連絡が減り、サポートが得にくくなっている　**＊思考過程3***

領域8　セクシュアリティ

■ 性機能	
・性機能	
・性的活動や性的行動に関する満足感や悩み	
■ 性に関する課題	
・セクシュアリティに関する悩み	
・セクシュアルハラスメント	ここではセクシュアリティにおいてのハラスメントのみ記載し、その他のハラスメントは「領域7　役割関係」で記載します

アセスメント
- *現時点で特記すべき問題なし*

領域9　コーピング／ストレス耐性

【コーピング／ストレス耐性】	
・個人の課題解決方法	
・家庭内の出来事に対する課題解決方法	
・職場内の出来事に対する課題解決方法	前職場ではオフィスで同僚・先輩・上司に相談しながら解決していた。今の職場はリモート中心なので、相手の様子が見えないことにハードルを感じ、変なタイミングで聞いて迷惑になるのでは、と心配して相談ができない。仕事が多すぎて解決できずに仕事がどんどんたまってしまう。どうしたらいいかわからない *思考過程1・3
・ある出来事に対する家庭の課題解決方法	
・ある出来事に対する職場の課題解決方法	
・個人のストレス対処方法	趣味のテニスが引っ越しと忙しさでできていない。最近は寝るためにビールを飲むようになった　*思考過程1・3
・社会支援システムの活用	
【ストレス反応】	
■ 通常の反応パターン	
・ストレス要因	
・ストレス反応	
■ 現在の反応	
・ストレス要因	仕事がわからない。量が多い　*思考過程1
・ストレス反応	いつもの自分じゃない、このままじゃよくないと涙ぐみながら話す *思考過程1 1カ月前から仕事のことを考えると寝つけない。6時頃に目が覚めるが、だるくて起きられずに布団でゴロゴロするようになり、2週間ほど前からほぼ毎日 *思考過程1 平日は家事をする気力がない。常にだるい。頭痛。オフのときもずっと仕事のことを考えてしまう　*思考過程1
・対処行動	どうしていいかわからない。これまで1～2回／Mの機会飲酒だったが、最近は寝るためにビールを飲むようになった　*思考過程1・3

アセスメント

・異動前はオフィスで相談をしながら業務上の課題に対処していたが、異動後まもなく人間関係の構築ができていないためか、リモート下での相談が不得手なのか、相談による対処行動がとれず、ストレスが増大している可能性がある
*思考過程3

・業務上の課題に対して周囲に相談ができず、業務の抱え込みがあったり、趣味のテニスができないなど、ストレスコーピングができていない状況。それによりストレスが高まり、不眠・意欲低下・倦怠感等のストレス症状が出現している状態。また、不眠症状に対して飲酒での解決を行うなどストレス対処方法の知識不足の可能性あり　*思考過程1・3

領域10　生活原理

【文化】	
【価値観】	
■ 重要な人生上の価値・信条	
■ 生きがい	
■ 働きがい	
■ 価値に影響を及ぼすこと	
【宗教】	

アセスメント

・現時点では特記すべき問題なし

領域11　安全衛生／防御

【個人的要因】

■ 安全衛生行動へのプロセス	
・知識	
・意識・態度	
・行動	
■ 安全衛生に関わる心理的要因	
■ 安全衛生に関わる生理的要因	
■ 安全衛生に関わる技能	
・経験年数	
・資格や免許の取得	
・修練（習得）度	

【外的要因】

■ 職域	
・環境要因：物理的環境	
：化学的環境	
：生物的環境	
：社会的環境	
・作業要因	
・管理要因	
・教育要因	
■ 地域	
・環境要因	
■ 家庭	
・環境要因	

アセスメント

・現時点では特記すべき問題なし

領域12　安楽

【身体的安楽】	寝つきの悪さ、頭痛、倦怠感　*思考過程1*
【精神的安楽】	ひどく落ち込み、勤務時間以外も仕事の心配が頭から離れない　*思考過程1*
【社会的安楽】	「自分の不出来さでみんなに迷惑をかけている」勤務時間以外も仕事の心配が頭から離れない　*思考過程1*

アセスメント

・業務遂行での不出来さからの周囲への罪悪感と、常に仕事のことを考えてしまうことで、寝つきの悪さ・頭痛・倦怠感が生じ、安楽は得られていない状況である　*思考過程1*

領域13　成長／発達

■ 身体的成長／発達	
■ 精神的・社会的成長／発達	

アセスメント

・現時点では特記すべき問題なし

3）Aさんの総合アセスメントへの思考過程……………………………………………

　領域アセスメントにより健康上の課題・強みを導き出したら、その健康課題・強みに関連する情報がないか、13の領域を横断的に見渡し、何が起きているのかを推測していきます。

　右ページの図9に、そのプロセスを示しました。まず、図の「思考過程1」を例に、総合アセスメントへの思考過程を説明します。

　「領域4　活動／休息」の領域アセスメントで、業務のことを考えると不眠症状が出現する高ストレス状態にあり、十分な休息が得られていないという健康課題がアセスメントされました。そこで、同様にストレスからあらわれていると考えられる症状や業務上のストレス要因など、関連する情報・アセスメントを、以下のように各領域を横断的に見渡して統合していきます。

● 「領域4　活動／休息」では、ほかに「はじめての仕事内容・時間外の多さなどで、異動により心身に負担のかかる労働状況となっている」という状況が見えてきました。

● 「領域1　ヘルスプロモーション」では、業務ストレスによりメンタル不調をきたしているとの認識はあるが、知識不足により対処ができていないことがわかりました。

● 「領域5　知覚／認知」では、今までと違い、スキルアップする楽しみを感じられない悩みや、仕事の不出来で職場に迷惑をかけているという罪悪感、そして集中力・作業能率の低下が生じていることがわかりました。

● 「領域6　自己知覚」からは、能力不足の自覚が認められますが、あくまでAさんの自覚であり、実際の作業状況は確認が取れていないことが整理されています。

● 「領域9　コーピング／ストレス耐性」からは、不慣れな業務や業務量が負担となり、不眠・意欲低下・倦怠感などのストレス反応が生じており、対処ができていないことがわかります。

● また、「領域12　安楽」からも、身体的・精神的・社会的に安楽が保てていない状態があることがわかりました。

● 一方で、「領域1　ヘルスプロモーション」からは、業務ストレスによりメンタルヘルス不調をきたしているとの認識があり、不調を改善したいという思いがあって、現在、準備期にあること、そのために健康管理室の相談を自ら活用しようという積極的な姿勢がみられることもわかりました。これは、Aさんが健康課題を解決するにあたっての強みになると考えられます。

＊

　健康課題ごとに情報・アセスメントを統合したら、そこから最終的なアセスメントを導きます。現在のAさんの状態とその要因を総合的に整理・分析し、「はじめての異動と業務への不慣れさや業務過多が重なり、寝つきの悪さ・頭痛・倦怠感・集中力低下などのストレス症状が顕在化」しており、「メンタル不調が疑われるため受診勧奨が必要と考えられる」という健康課題がアセスメントされました。さらに、「体調変化への気づきがあり、対処したい思いがある。また、希望時相談が可能な健康管理室の看護職との健康相談を自ら申し出る積極的な姿勢がみられる」という、課題解決において活用できる強みも把握できました。

　解説した「思考過程1」と同様の思考過程で、その他にも焦点を当てた領域アセスメントごとに情報・アセスメントを統合し、総合アセスメントを導いていきます。

　その結果、「思考過程2」からは、「栄養と健康に関する知識不足や食事への関心の低さから、摂取エネルギー不足や栄養バランスの乱れが懸念される」ことがアセスメントされ、「思考過程3」からは、ストレスコーピングができていない状況から「在宅勤務が中心となり、上司や同僚への躊躇の思いから相談ができていない。また、生活環境の変化に伴う余暇活用不足やサポートの得にくさからストレスコーピングが行えていない」ことがわかり、以上、Aさんに対して3つの総合アセスメントが導かれました。

72 ●【事例1】Aさん　健康相談に訪れた26歳の男性

図9　Aさんの総合アセスメントへの思考過程

優先順位

思考過程1

領域アセスメントで焦点を当てた健康課題・強み
- 領域4 活動／休息
・業務のことを考えると不眠症状が出現し、十分な休息が得られていない

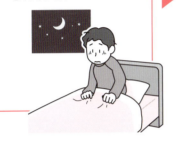

▶

左記に関連する情報・アセスメントの統合
*領域別シートに「思考過程1」と記載されている情報・アセスメントを参照
- 領域1 ヘルスプロモーション
- 領域4 活動／休息
- 領域5 知覚／認知
- 領域6 自己知覚
- 領域9 コーピング／ストレス耐性
- 領域12 安楽

▶

総合アセスメント1

健康課題：はじめての異動と業務への不慣れさや業務過多が重なり、寝つきの悪さ・頭痛・倦怠感・集中力低下などのストレス症状が顕在化し継続しているが、対処方法がわからない状態。メンタル不調が疑われるため受診勧奨が必要と考えられる

強み：体調変化への気づきがあり、対処したい思いがある。また、希望時相談が可能な健康管理室の看護職との健康相談を自ら申し出る積極的な姿勢がみられる

1

思考過程2

領域アセスメントで焦点を当てた健康課題・強み
- 領域2 栄養
・食への関心が低く、食事摂取量が低下してエネルギー不足があり、体重減少につながっている。また、炭水化物にかたよった食事内容となっており、栄養バランスの乱れが懸念される

▶

左記に関連する情報・アセスメントの統合
*領域別シートに「思考過程2」と記載されている情報・アセスメントを参照
- 領域1 ヘルスプロモーション
- 領域2 栄養

▶

総合アセスメント2

健康課題：栄養と健康に関する知識不足や食事への関心の低さから、摂取エネルギー不足や栄養バランスの乱れが懸念される

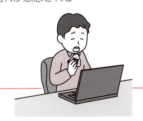

3

思考過程3

領域アセスメントで焦点を当てた健康課題・強み
- 領域9 コーピング／ストレス耐性
・ストレスコーピングができていない状況

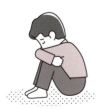

▶

左記に関連する情報・アセスメントの統合
*領域別シートに「思考過程3」と記載されている情報・アセスメントを参照
- 領域1 ヘルスプロモーション
- 領域2 栄養
- 領域4 活動／休息
- 領域7 役割関係
- 領域9 コーピング／ストレス耐性

▶

総合アセスメント3

健康課題：在宅勤務が中心となり、上司や同僚への躊躇の思いから相談ができていない。また、生活環境の変化に伴う余暇活用不足やサポートの得にくさからストレスコーピングが行えていない

強み：いつもの自分ではないという変化への気づきや改善したいという思いがある。また、本人の上司や同僚への拒否感がないことや上司からは相談してほしいという言葉をもらえている

2

第3章 個人のアセスメントツール

総合アセスメントにより健康課題と強みを導き出した後は、健康課題・強みの重大性（影響の範囲と程度）と緊急度の視点から、優先度の高さを判断します。
　ここでは、メンタル不調症状がみられるという重大性の高さや、本人の主訴でもあり、対応の実現可能性が高いことなどからも、「総合アセスメント1」を優先順位の1番としています。2番目には、ストレス状態を生じる要因ともなった、「総合アセスメント3」のコーピング不足の状態をあげ、体重減少は予想されるものの緊急度の面では、「総合アセスメント2」の摂取エネルギー不足と栄養のかたよりを優先度3としています。

4）アセスメントによって見えてきたAさん

　以上の過程を経て、Aさんに関する情報を整理・分析すると、Aさんについて次のようなイメージが浮かび上がってきました。

> ▶異動後に、業務への不慣れさと業務過多によりストレスが増大した。
> ▶ストレスにより、寝つきの悪さ・頭痛・倦怠感・集中力低下などのストレス反応があり、受診が必要な体調である。
> ▶今は知識不足のため対処できていないが、自らの健康課題に気づき、解決に向けて自ら健康相談を申し出る積極的な姿勢があるので、対処方法を理解すれば行動できる可能性が高い。
> ▶ストレスの増大に影響した要因のひとつとして、異動後の職場でのオンライン中心のコミュニケーションに慣れず、Aさんが躊躇して上司や同僚にうまく相談できなかったことがあるが、上司・同僚にはAさんをサポートしたい思いがある。もうひとつの影響要因として、転居という生活の変化に伴い、余暇の活用不足や精神的なサポートが得られにくかった環境も考えられる。
> ▶ストレスの課題とは別に、食事・栄養への知識不足や関心の低さにより、摂取エネルギー不足や栄養バランスの乱れが生じている。

　アセスメントシートを使った系統的・多角的なアセスメントにより、主訴である不眠以外の健康課題も含めて、看護によって支援できる側面がクリアに見えてきました。セルフケアを支援することに加え、職場の上司との連携支援などにもつなげていけそうです。

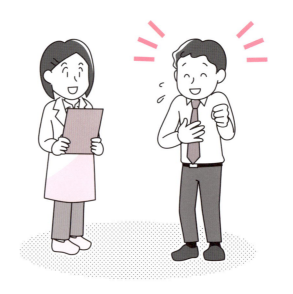

第4章

集団／組織の
アセスメントツール

集団／組織のアセスメントツールの枠組みと構成

　集団／組織のアセスメントツールは、8つのコア項目と5つのサブ項目から成り立っています。個人のツールでは、それらを「領域」と名づけていましたが、集団／組織では「大項目」としています。

　「項目別シート」は、対象集団／組織を理解するための情報を大項目に分けて整理するものであり、さらに中項目・小項目に分けられています。

図10 ● 集団／組織のアセスメントツールの構成（コア項目）

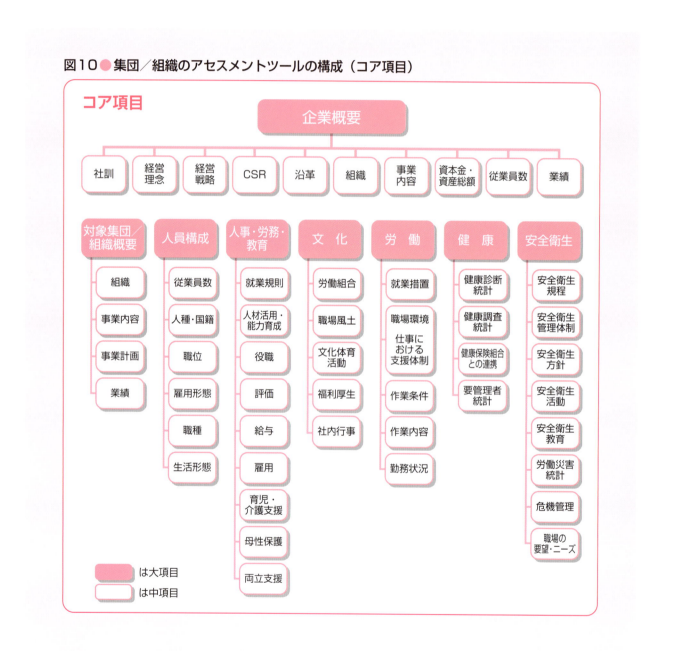

図11 ● 集団／組織のアセスメントツールの構成（サブ項目）

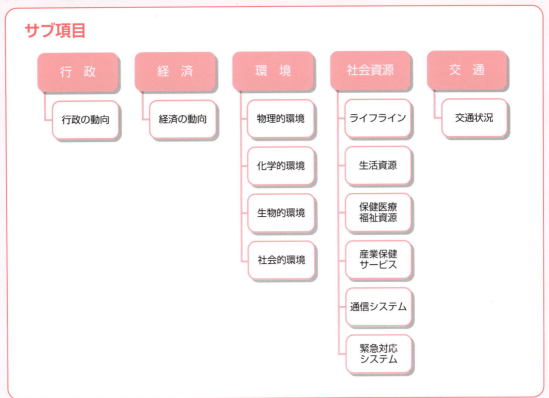

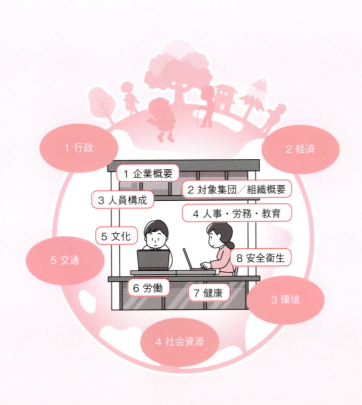

1）項目別シート

項目別シートは、集団／組織やそれらを取り巻く環境等の情報を多角的に捉え、項目別に整理し、項目別のアセスメントを行うために活用します。整理した大項目別の情報とアセスメントを横断的に見渡して統合していくことで、総合アセスメントを導くことができます。職場の健康課題発見というと、問題点に焦点を当てがちですが、ここでは強みを導き出すことも忘れずに行います。

各項目は、大項目・中項目・小項目に分かれています。次ページ以降で項目別シートの内容について解説しますが、その前に表の見方を下の図12に示します。

図12●項目別シートの表の見方

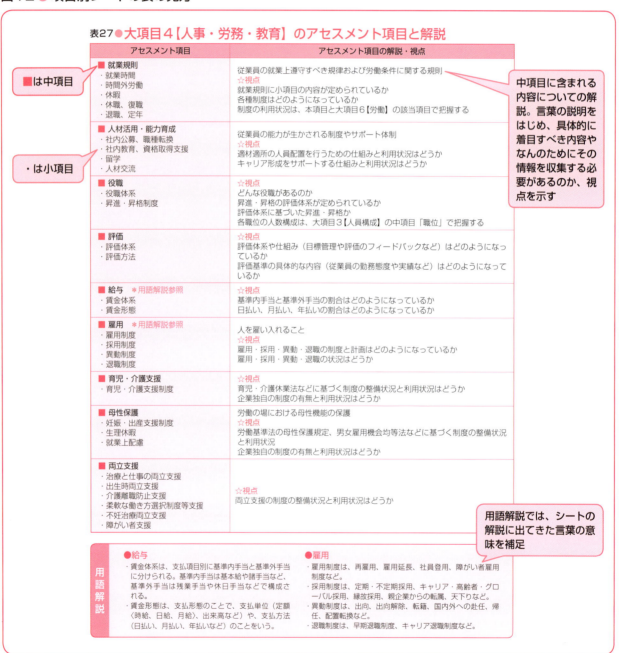

【操作的定義】本書では、以下の言葉を次のように定義づけて使用します。
企業：営利を目的とする団体のほか、行政機関、教育機関、医療機関などを含む。対象とする事業場を含む組織全体を指す。
集団：共通の目標・規範・仲間意識などに基づいて組織され、相互関係が持続する人々の集まり。
組織：特定の目的を達成するために体系的に編成された個人や集団のまとまり。目標の達成と並んでメンバーの欲求充足が重要な意味をもつ。

78 ● 集団／組織のアセスメントツールの枠組みと構成

コア項目（8項目）　対象集団／組織のベースとなる基本的な情報に関するアセスメント項目

コア項目は、対象集団／組織に所属する従業員の健康に直接影響を及ぼす情報であり、【企業概要】【対象集団／組織概要】【人員構成】【人事・労務・教育】【文化】【労働】【健康】【安全衛生】の8つの大項目と51の中項目で構成されています。大項目ごとの情報を整理していくことにより、従業員の健康にどのような影響を及ぼすのかという視点でアセスメントできるようになっています。

> 企業全体のアセスメント項目。この項目では、対象集団／組織のベースとなる企業の基本的な情報を収集し、アセスメントします。（「企業」「集団」「組織」の定義については、78ページ、図12下の【操作的定義】を参照）

表24 ● 大項目1【企業概要】のアセスメント項目と解説

アセスメント項目	アセスメント項目の解説・視点
■ 社訓	従業員が守るべき基本的なこととして定めてある指針 ☆視点 社訓が産業看護活動にどのように生かされているか 健康に関する姿勢が示されているか
■ 経営理念　＊80ページの用語解説参照 ・ミッション ・ビジョン ・バリュー	ミッションは、なぜそのビジネスを行っているのかを示している ビジョンは、企業の目指すべき理想の姿を示している バリューは、どのように目指すのか、企業が大切にする価値観や行動指針を示している ☆視点 企業の理念や目指すべき姿が産業看護活動を展開するうえでどのように影響するのか 人材に対する企業の価値観や行動指針がどのようなものか
■ 経営戦略 ・企業戦略、事業戦略、機能別戦略 ・中長期計画、経営計画	組織の中長期的な方針や計画を示すもの ☆視点 対象となる集団／組織の経営の方向性はどうか
■ CSR ・健康経営 ・環境経営	利益を追求するだけではなく、あらゆるステークホルダーとの関係を重視しながら果たす企業の社会的責任 ☆視点 経営者が健康や環境についてどのように考えているか 企業の仕組みとして安全衛生マネジメントシステム（OSHMS）、環境マネジメントシステムの国際規格（ISO14001）、それらに準じた管理手法を取り入れているか　＊87ページの用語解説参照 近隣への環境（物理的・化学的・生物的・社会的）影響
■ 沿革	企業の成り立ちや変遷 ☆視点 企業の変遷が従業員にどのような影響を与えてきたか
■ 組織 ・組織図 ・国内外拠点 ・事業グループ	企業全体の組織図や国内外拠点、事業グループなど ☆視点 企業全体の組織構造はどうか 組織の役割・機能はどのようになっているか
■ 事業内容	企業が行っている事業の内容 ☆視点 どのような事業を行っているか

次ページに続く

大項目1【企業概要】のアセスメント項目と解説（続き）

アセスメント項目	アセスメント項目の解説・視点
■ 資本金・資産総額	事業の成立・保持に要する基金、営業の資金など ☆視点 資本金はいくらか 企業の経営規模はどれくらいか 企業の財源（発行済株式総数、株主数等）となっているものは何か
■ 従業員数	正規雇用者や非正規雇用者（派遣やパートタイマーなど）の数　＊用語解説参照 ☆視点 従業員数の推移はどのようになっているか 事業場別の従業員数はどうか
■ 業績 ・売上高、営業利益、当期純利益 ・金銭以外で示される業績	企業全体の事業において成し遂げた成果（金銭であらわされるものと、そうでないものの両方を含む） ☆視点 財務諸表はどのようになっているか　＊81ページの用語解説参照 事業に関係する表彰や社会貢献などはあるか

用語解説

●経営理念

　企業のミッションとは、企業が果たすべき使命や役割のことである。企業の存在意義や変わらない価値観であり、経営戦略の基盤となるものである。

　企業のビジョンとは、その企業が目指しているもの、将来実現したいことである。中長期的な目標でもある。

　企業のバリューとは、企業が果たすべき使命や目的・目標をどのように達成するのかというものである。ミッションやビジョンを達成するための行動指針である。

●正規雇用者と非正規雇用者

　正規雇用とは、特定の企業や官公庁（使用者）と雇用者との継続的な雇用関係において、雇用者が使用者のもとでフルタイム（常勤）で従業する期間を定めない雇用形態を指す。

　非正規雇用とは、期間を限定し、比較的短期間での契約を結ぶ雇用形態。1日の労働時間や1週間の労働日数は労働者によって異なる。臨時社員、派遣社員、契約社員、パートタイマー、アルバイトなどが含まれる。

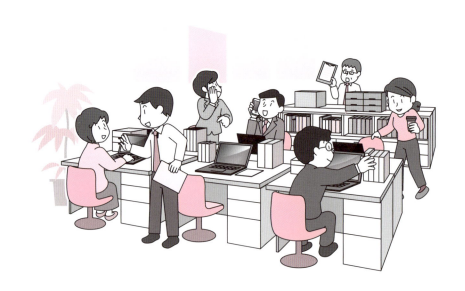

80 ● 集団／組織のアセスメントツールの枠組みと構成

対象となる集団／組織のアセスメント項目。以下、大項目2【対象集団／組織概要】
から大項目8【安全衛生】までは、健康上の課題・強みを明確にするために対象とな
る集団／組織の特徴や変化について情報収集します。
中小規模事業場で他に事業場がない場合は、大項目1【企業概要】と同様となるた
め、ここでの記入は不要です。大規模事業場の場合はいくつも事業場があるため、自
分が受け持つ事業場についてアセスメントします。

表25●大項目2【対象集団／組織概要】のアセスメント項目と解説

アセスメント項目	アセスメント項目の解説・視点
■ 組織 ・組織図 ・国内外拠点 ・組織運営	事業場や職場の組織の構造や機能 ☆視点 対象集団／組織と他の集団／組織の関係性がどのようになっているか、構内請負や協力会社などとの関係性も含む 対象集団／組織の位置づけや規模はどうか 対象集団／組織の役割・機能はどうか 対象集団／組織が国内外でどのように拠点展開されているか 組織内の手続き、意思決定プロセス、責任権限などの特徴があるか
■ 事業内容	事業場や職場が行っている事業の内容 ☆視点 対象集団／組織はどのような事業を行っているか
■ 事業計画 ・計画 ・目標	事業場や職場が行っている事業の計画や目標 ☆視点 企業全体のなかでどのような位置づけの事業か
■ 業績 ・売上高、営業利益、当期純利益 ・金銭以外で示される業績	事業場や職場が事業において成し遂げた成果 （金銭であらわされるものと、そうでないものの両方を含む） ☆視点 財務諸表はどのようになっているか　＊用語解説参照 事業に関係する表彰や社会貢献などはあるか

用語解説

●財務諸表

　財務諸表（決算書）とは、企業の財政状態および経営成績を利害関係者（債権者や投資家等）に報告するために作成される報告書。貸借対照表、損益計算書、キャッシュフロー計算書等により構成されており、そのうち、その企業の安全性や投資効率といった財政状態は主に貸借対照表を通じて、収益力や成長性といった経営成績は損益計算書を通じて報告される。また、企業の資金に関する情報を補完するものとしてキャッシュフロー計算書がある。

　なお、財政状態とは、企業がどのくらいの元手（資本）により事業を行っており、かつ、決算日現在にどのくらいの財産（資産および負債）があるのかを意味し、経営成績とは、企業がその事業活動の成果としてどのくらいの儲け（利益）を出したかを意味する。

第4章

集団／組織のアセスメントツール

81

> 性別、年代別等の基本的な人員構成のアセスメント項目のほか、仕事内容に影響を及ぼす職位や雇用形態別の人員構成、通勤や私生活での負担感につながる情報も収集し、アセスメントします。

表26● 大項目3【人員構成】のアセスメント項目と解説

アセスメント項目	アセスメント項目の解説・視点
■ 従業員数 ・性別 ・年代別	☆視点 経年変化はどうか
■ 人種・国籍 ・国籍別比率 ・使用言語	☆視点 経年変化はどうか
■ 職位 ・性・年代別構成 ・管理職1人当たりの従業員数	部長、課長、主任、課員（役職なし）など企業が定めた階級 ☆視点 各職位の人数構成はどのようになっているか 管理職1人当たりの従業員数に増減はあるか
■ 雇用形態 ・直接雇用の内訳とその他の従業員数	直接雇用（正社員、嘱託社員、期間社員、契約社員）の内訳と、その他（派遣社員、請負）の従業員数など ☆視点 正社員の割合はどのくらいか 大項目1【企業概要】では、中項目「従業員数」の項で、企業規模をみるために正規・非正規雇用者の和を把握したが、ここでは産業看護活動の対象者をみる視点から、直接雇用とその他の雇用に分類して把握する
■ 職種 ・人員分布	営業、研究開発、生産技術者など、職務の種類とその従業員数
■ 生活形態 ・世帯 ・要介護者の有無 ・通勤	☆視点 単身・同居や婚姻状況、要介護者の有無、同居家族の構成はどのようになっているか 通勤手段、通勤時間の状況はどのようになっているか

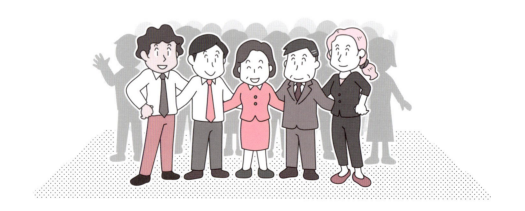

働きがいや働きやすさにつながる就業に関する規則や制度についてのアセスメント項目。
制度のみならず、制度の利用しやすさや利用実績も情報収集し、アセスメントします。

表27●大項目４【人事・労務・教育】のアセスメント項目と解説

アセスメント項目	アセスメント項目の解説・視点
■ 就業規則 ・就業時間 ・時間外労働 ・休暇 ・休職、復職 ・退職、定年	従業員の就業上遵守すべき規律および労働条件に関する規則 ☆視点 就業規則に小項目の内容が定められているか 各種制度はどのようになっているか 制度の利用状況は、本項目と大項目６【労働】の該当項目で把握する
■ 人材活用・能力育成 ・社内公募、職種転換 ・社内教育、資格取得支援 ・留学 ・人材交流	従業員の能力が生かされる制度やサポート体制 ☆視点 適材適所の人員配置を行うための仕組みと利用状況はどうか キャリア形成をサポートする仕組みと利用状況はどうか
■ 役職 ・役職体系 ・昇進・昇格制度	☆視点 どんな役職があるのか 昇進・昇格の評価体系が定められているか 評価体系に基づいた昇進・昇格か 各職位の人数構成は、大項目３【人員構成】の中項目「職位」で把握する
■ 評価 ・評価体系 ・評価方法	☆視点 評価体系や仕組み（目標管理や評価のフィードバックなど）はどのようになっているか 評価基準の具体的な内容（従業員の勤務態度や実績など）はどのようになっているか
■ 給与 ＊用語解説参照 ・賃金体系 ・賃金形態	☆視点 基準内手当と基準外手当の割合はどのようになっているか 日払い、月払い、年払いの割合はどのようになっているか
■ 雇用 ＊用語解説参照 ・雇用制度 ・採用制度 ・異動制度 ・退職制度	人を雇い入れること ☆視点 雇用・採用・異動・退職の制度と計画はどのようになっているか 雇用・採用・異動・退職の状況はどうか
■ 育児・介護支援 ・育児・介護支援制度	☆視点 育児・介護休業法などに基づく制度の整備状況と利用状況はどうか 企業独自の制度の有無と利用状況はどうか
■ 母性保護 ・妊娠・出産支援制度 ・生理休暇 ・就業上配慮	労働の場における母性機能の保護 ☆視点 労働基準法の母性保護規定、男女雇用機会均等法などに基づく制度の整備状況と利用状況 企業独自の制度の有無と利用状況はどうか
■ 両立支援 ・治療と仕事の両立支援 ・出生時両立支援 ・介護離職防止支援 ・柔軟な働き方選択制度等支援 ・不妊治療両立支援 ・障がい者支援	☆視点 両立支援の制度の整備状況と利用状況はどうか

用語解説

●給与
・賃金体系は、支払項目別に基準内手当と基準外手当に分けられる。基準内手当は基本給や諸手当など、基準外手当は残業手当や休日手当などで構成される。
・賃金形態は、支払形態のことで、支払単位（定額〈時給、日給、月給〉、出来高など）や、支払方法（日払い、月払い、年払いなど）のことをいう。

●雇用
・雇用制度は、再雇用、雇用延長、社員登用、障がい者雇用制度など。
・採用制度は、定期・不定期採用、キャリア・高齢者・グローバル採用、縁故採用、親企業からの転属、天下りなど。
・異動制度は、出向、出向解除、転籍、国内外への赴任、帰任、配置転換など。
・退職制度は、早期退職制度、キャリア退職制度など。

第4章 集団／組織のアセスメントツール

対象集団／組織の文化や風土について情報収集し、アセスメントします。

表28 ● 大項目5【文化】のアセスメント項目と解説

アセスメント項目	アセスメント項目の解説・視点
■ 労働組合 ・組織率 ・体制 ・労使協約 ・ナショナルセンター　＊用語解説参照	労働者が使用者と給与や勤務時間・職場環境などの労働条件の改善や向上を対等な立場で働きかける目的でつくられた組織 ☆視点 当該事業者がどのナショナルセンターに属しているか 複数の労働組合が存在する場合はそれぞれについて記載する 活動状況はどうか 企業とはどのような関係性にあるか
■ 職場風土 ・従業員満足度 ・帰属意識 ・職場活性度 ・コミュニケーションの特徴 ・トップ方針理解度 ・チーム力 ・リーダーシップ ・働きやすさ	☆視点 従業員満足度調査、健康相談・保健指導などの個別相談、職場巡視などの結果から小項目の内容はどうか コミュニケーションの特徴には、会話のしやすさやハラスメントの傾向なども含む
■ 文化体育活動 ・社内のクラブ	☆視点 どのようなクラブ（サークル）があるか 活動状況はどうか 業務以外での従業員のつながりはどうか
■ 福利厚生 ・制度 ・施設	従業員のQOL向上のための制度や施設 ☆視点 法定外福利厚生はどのようになっているか　＊用語解説参照
■ 社内行事 ・企業・事業場・職場の行事	☆視点 入社式や創立記念日、年賀式などの公式行事や季節のイベントはどのようになっているか

用語解説

● ナショナルセンター
　労働組合の全国中央組織。労働組合が加盟する連合組織で、加盟組合のまとめ役や共同行動を主眼に置いた組織のこと。全国労働組合総連合や、全国労働組合連絡協議会などがある。

● 福利厚生
　法定内福利厚生は、法律によって企業が負担する厚生年金や健康保険などのこと。法定外福利厚生は、企業が独自に設けているもので、診療所、食堂、保養所、レクリエーション施設の利用制度、家賃補助、住宅手当などがある。

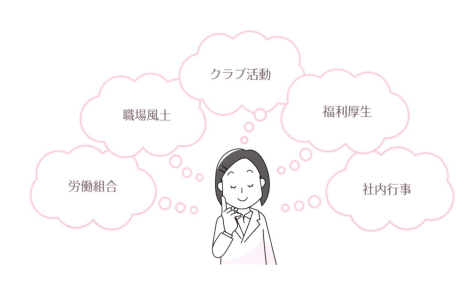

84 ● 集団／組織のアセスメントツールの枠組みと構成

> 規則がどのようになっているか、制度の利用しやすさ、利用状況について情報収集し、アセスメントします。労働と健康は深く関連しているため、集団／組織の健康課題に大きく影響を与える項目です。

表29 ● 大項目６【労働】のアセスメント項目と解説

アセスメント項目	アセスメント項目の解説・視点
■ 就業措置 ・就業措置	就労に関わる安全・健康上の配慮に関する統計 ☆視点 性別・年代別の疾病分類、就業区分（休業含む）、措置内容、措置期間などの現状と推移はどうか
■ 職場環境 ・作業環境 ・付帯設備 ■ 仕事における支援体制 ・管理職のタイプ ・管理職と部下との関係 ・上司からの支援 ・同僚からの支援 ・社員からの情報（生の声） ・職場の雰囲気	労働安全衛生法や事務所衛生基準規則などの法規、および快適職場づくりの視点に基づく作業環境（物理的・化学的・生物的・社会的環境を含む）と付帯設備（休憩室、仮眠室、喫煙所など）の整備状況 ☆視点 空気環境、温熱環境、視環境、音環境、作業空間（気積を含む）などはどうか 有害物、有害エネルギーの有無・程度と、それらの作業環境測定の有無とその結果はどうか 職場内の上司・同僚・部下間などの関係性はどうか
■ 作業条件 ・フリーアドレス ・作業の特徴 ・保護具	作業姿勢、作業強度、作業時間、休憩時間、作業方法、有害物質のばく露状況など ☆視点 人間工学的視点を踏まえ、職業性疾病に結びつく無理な姿勢・工程（ノルマを含む）はないか　＊用語解説参照 保護具の適切な使用・管理がなされているか 有害物質への個人ばく露（吸入・嚥下・皮膚接触）の状況はどうか
■ 作業内容 ・作業内容の種類とその人数	☆視点 人の配置状況は適切か システム構築作業や外販営業などの具体的な作業内容（情報機器作業や重量物取扱い作業、運転など、法規や行政指導されている作業を含む）の種類とその人数はどのようになっているか
■ 勤務状況 ・勤務制　＊用語解説参照 ・勤務制度 ・出社率 ・残業状況 ・欠勤率 ・有給休暇取得率	裁量労働、フレックスタイム制度、テレワーク、コミュニケーションツールと顔出しの有無（テレビ会議、チャット、電話、メール）と利用状況など企業で取り決めている勤務体系や勤務実態・推移 ☆視点 勤務時間の管理方法と、長時間労働の実態（部署、人数、時間など）はどのようになっているか 部署ごとの欠勤率、有給休暇取得率、勤務制度の利用率はどうか

用語解説

●職業性疾病
　職業性疾病とは、災害性疾病と職業病の総称。
　災害性疾病は、一時的に急激な負荷がかかることによってもたらされたもので、急性腰痛や急性中毒などが含まれる。
　これに対し職業病は、微量のばく露をくり返し受けることによって発生する疾病で、じん肺や職業がんなどが含まれる。

●勤務制、勤務制度
　勤務制とは、何時から何時まで何時間勤務し、何時と何時の間に何分の休憩が入るといった、時間的にみた勤務条件のこと。
　勤務制度とは、変形労働制（フレックスタイム制）や短時間勤務制度といった、1日当たりの労働時間や所定の労働時間を変更して勤務することを認める制度。在宅勤務制度のように勤務の場所を問わず所定の労働時間を勤務することを可能とする制度なども含まれる。

> 健診結果や生活習慣、自覚症状等の調査結果を集団分析します。健康に関するアセスメントは、健康課題に直結しやすい項目であり、看護職が主体的に支援を行うことが多い項目でもあります。

表30 ● 大項目7【健康】のアセスメント項目と解説

アセスメント項目	アセスメント項目の解説・視点
■ 健康診断統計　＊用語解説参照 ・法定健康診断 ・行政指導による健康診断 ・企業ニーズに基づく健康診断	各種健康診断の統計 ☆視点 健康診断の種類、対象者数、実施率およびその結果はどうか それぞれの健診の有所見率ならびに有所見者の性別、年代別分布はどうか
■ 健康調査統計 ・生活習慣 ・自覚症状 ・ストレス・心理的な負担 ・健康観、健康意識 ・体力測定	各種健康調査の統計 ☆視点 生活習慣には、喫煙、飲酒、身体活動、睡眠、食生活、生活時間、通勤などが含まれる 心理的な負荷の程度を把握するための検査の受検者率、高ストレス者率、面接指導者率、集団ごとの集計・分析結果はどのようになっているか 性別、年代別などの分布や割合はどのようになっているか
■ 健康保険組合との連携	評価指標の内容 ☆視点 データヘルス計画においてどのように連携しているか コラボヘルスの状況はどのようになっているか
■ 要管理者統計 ・要管理者状況 ・疾病 ・休業 ・死亡 ・障がい者統計	就業制限の有無にかかわらず、健康上の支援が必要な従業員に関する統計 ☆視点 要管理者状況は、その要因（身体疾患、精神疾患など）、支援内容などを把握する 疾病統計には、有病率、治療者率を含む 死亡率は、原因別、性別、年齢別に把握する 障がい者統計には、身体障がい、精神障がい、知的障がい、内部障がいごとに把握する 業務起因性のものはないか

用語解説

●法定健康診断、行政指導・企業ニーズによる健康診断

法定健康診断とは、法律で定められた健康診断のことである。労働者の健康診断について定めている法律は、労働安全衛生法とじん肺法である。労働安全衛生法には、一般健康診断と特殊健康診断が定められており、じん肺法には、じん肺健康診断が定められている。

行政指導による健康診断とは、法律には定められていないが、健康に影響を与えるおそれのある業務の従事者に行うよう行政指導により定められている健康診断のことである。重量物取扱者の健康診断や、情報機器作業従事者の健康診断などがある。

企業ニーズに基づく健康診断とは、企業が独自の判断で行う健康診断のことである。若年者対象の生活習慣病健康診断や婦人科検診などがある。

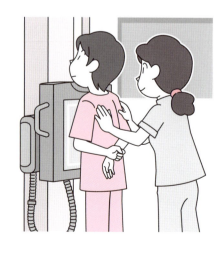

86 ● 集団／組織のアセスメントツールの枠組みと構成

> 安全衛生に関する規程や方針等、集団／組織の安全衛生に大きく影響を及ぼす項目や、労働災害の統計に関する情報を収集し、アセスメントします。

表31 ● 大項目8【安全衛生】のアセスメント項目と解説

アセスメント項目	アセスメント項目の解説・視点
■ 安全衛生規程 ・健康管理規程 ・安全規程	☆視点 健康管理規程や安全規程の整備状況や、運用方法・運営状況はどうか
■ 安全衛生管理体制 ・組織 ・人材	企業および対象集団／組織の安全衛生活動のための法定および法定外の体制 ☆視点 安全衛生管理体制の状況や安全衛生委員会の開催および運営はどのようになっているか 安全衛生活動におけるキーパーソンは誰か 外部機関の活用状況はどうか
■ 安全衛生方針 ・基本方針 ・中長期方針 ・年度方針	企業および対象集団／組織の安全衛生方針 ☆視点 産業看護活動の優先順位を決めるにあたり、小項目のすべてを把握する
■ 安全衛生活動 ・計画 ・実施 ・評価 ・改善	中長期および年度の安全衛生活動に関する計画・実施・評価・改善 ☆視点 労働安全衛生マネジメントシステム（OSHMS）の手法は導入されているか　＊用語解説参照 安全衛生活動の経緯・実績（自主的な健康教育などはこの項目に含む）はどのようになっているか
■ 安全衛生教育 ・体系	法定、行政指導に基づく労働衛生教育体系 ☆視点 安全衛生教育等推進要綱（厚生労働省）も参考にできる
■ 労働災害統計　＊用語解説参照 ・労働災害発生状況	☆視点 部署別、性別、年代別の発生状況・推移はどうか
■ 危機管理 ・体制 ・ガイドライン	災害や感染症の大流行、不測の事態に対する管理体制と運用
■ 職場の要望・ニーズ	職場側の感じている課題、看護職への要望はあるか

用語解説

● OSHMS

Occupational Safety and Health Management Systemの頭文字。

OSHMSは、事業者が労働者の協力のもとに「計画（Plan）→実施（Do）→評価（Check）→改善（Act）」（PDCAサイクル）という一連の過程を定めて、継続的な安全衛生管理を自主的に進めることにより、労働災害の防止と労働者の健康増進、快適な職場環境を形成し、事業場の安全衛生水準の向上を図ることを目的とした安全衛生管理の仕組み。

OSHMSでは、「危険性又は有害性等の調査を行い、その結果に基づいて労働者の危険又は健康障害を防止するために必要な措置を採るための手順を定めること」としている。これは、リスクアセスメントの実施とその結果に基づく必要な措置の実施を定めているもので、OSHMSの中核となるものである。具体例は次のとおり。
・新規化学物質の使用による発がん性や催奇性の安全性（化学物質そのものの発火・爆発危険性、有害危険性、環境汚染性等の潜在危険性）
・化学物質などの誤った取り扱いによる爆発・火災事故等の発生危険性

● 労働災害

産業活動によって被る労働者の災害。労災保険による補償がある。発生状況は、死亡災害、業務上災害、通勤途上災害、全災害度数率、休業災害度数率、発生率、強度率、型分類、連続無災害時間などで示される。

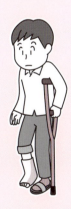

| サブ項目（5項目） | 対象集団／組織に影響を与える外部環境の情報に関するアセスメント項目 |

　サブ項目は、その集団／組織に所属する従業員の健康に間接的に影響を及ぼす情報であり、【行政】【経済】【環境】【社会資源】【交通】の5つの大項目と13の中項目で構成されています。それらの情報を整理していくことで従業員の健康に間接的に与える影響をアセスメントできるように意図されています。

> 対象集団／組織の事業に関係する政策のほか、労働や保健医療等の施策や動向について情報収集しアセスメントします。

表32●大項目１【行政】のアセスメント項目と解説

アセスメント項目	アセスメント項目の解説・視点
■ 行政の動向 ・事業に関連する政策 ・労働に関連する政策 ・雇用政策 ・安全衛生政策 ・保健医療福祉政策	事業の施策や戦略、労働、雇用等に影響を及ぼす行政の動向 ☆視点 法規や通達の制定・改正についてはどのようになっているか 安全衛生に関する政策レポート、労働災害防止計画、その時代の注目すべき政策、たとえば、新しい資本主義、働き方改革など、日本の政策の動向に留意する ＊用語解説参照

| 用語解説 | ●新しい資本主義
　中長期的投資、デジタル化による地域活性化、デフレ脱却等による「成長戦略」と、賃金引き上げ、人的投資、男女が希望どおり働ける社会づくり等による「分配戦略」により、持続可能な経済を作り上げることを目指した政策をいう。 | ●働き方改革
　働く人々が、個々の事情に応じた多様で柔軟な働き方を自分で選択できるようにするための改革。長時間労働の是正、多様で柔軟な働き方の実現、雇用形態にかかわらない公正な待遇の確保等の措置を講じることにより、働き方への多様化したニーズに対応し、労働力を確保し、生産性が向上することを目指している。 |

> 対象集団／組織が所在する国や、関係する国の経済の動向について情報収集しアセスメントします。原材料の価格、製品価格、売り上げ、労働力等に影響します。

表33●大項目２【経済】のアセスメント項目と解説

アセスメント項目	アセスメント項目の解説・視点
■ 経済の動向 ・経済成長率 ・為替 ・貿易収支 ・失業率 ・業界の経済と動向	経営に影響を及ぼす国内外の経済の動向と業界の将来性 ☆視点 日本および担当する事業場が関係する国の経済成長率、為替、貿易収支、失業率はどのようになっているか 関連する業界の現状と展望はどうか

> 対象集団／組織が所在する場所の周囲の環境について情報収集し、アセスメントします。従業員の安全や健康、その地域との関係性などが明らかになります。

表34● 大項目3【環境】のアセスメント項目と解説

アセスメント項目	アセスメント項目の解説・視点
■ 物理的環境 ・立地状況 ・気象 ・天災 ・振動 ・騒音 ・地盤	対象集団／組織の立地状況（用途地域、自然環境）、気象（豪雪地帯、熱帯地域、暴風、ビル風など）、天災（台風、地震、大雨、洪水など）、振動、騒音、地盤（埋立地、造成地など）などの物理的環境
■ 化学的環境 ・悪臭 ・大気 ・水質 ・土壌	☆視点 悪臭防止法や大気汚染防止法、水質汚濁防止法、土壌汚染対策法などを参照する
■ 生物的環境 ・細菌 ・ウイルス ・虫 ・動物 ・植物	☆視点 開発途上国、亜熱帯・熱帯地方などの海外における集団／組織については小項目に留意する その地域の風土病、流行しているウイルス・細菌性の感染症に留意する
■ 社会的環境 ・地域との関係性・ネットワーク ・治安	地域との関係性、自治体や町内会などのネットワーク、治安などの社会的環境 ☆視点 地域での評判（企業城下町など）はどうか 夏祭りやイベント、町内会での交流はどうか 自治体とのネットワークはどうか 犯罪など、社員の安全を脅かす治安上の問題はどうか

第4章 集団／組織のアセスメントツール

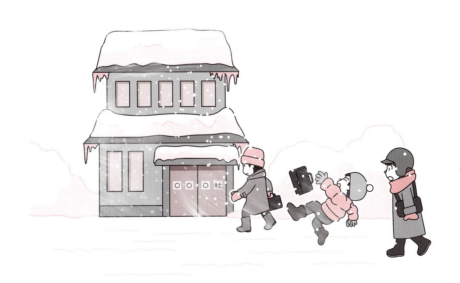

> 社会資源の有無や利便性について情報収集し、アセスメントします。行政保健師と連携することの多い社会資源や従業員の私生活と関わりの大きい項目です。

表35●大項目4【社会資源】のアセスメント項目と解説

アセスメント項目	アセスメント項目の解説・視点
■ ライフライン ・電気、ガス、上下水道	電気、ガス、上下水道の状況 ☆視点 災害時のライフラインの稼働・復旧の計画はどうか 離島や海外におけるライフラインの整備状況はどうか
■ 生活資源 ・商業施設 ・娯楽施設 ・健康増進施設	飲食店、コンビニエンスストア、スーパーマーケット、日用品店などの商業施設、娯楽施設、健康増進施設などの生活資源 ☆視点 生活資源の有無や利便性はどうか
■ 保健医療福祉資源 ・保健機関 ・医療機関 ・福祉機関	保健所、保健センター、精神保健福祉センター、病院、診療所、薬局、保育園、こども園などの保健医療福祉資源 ☆視点 保健医療福祉資源の有無や利便性はどうか
■ 産業保健サービス ・行政機関 ・外郭団体 ・私的機関	労働局、労働基準監督署などの行政機関、都道府県産業保健総合支援センター、障害者職業センターなどの外郭団体、ＥＡＰ（Employee Assistance Program：従業員支援プログラム）、リワーク施設、労働衛生コンサルタント事務所、作業環境測定機関、労働衛生・健診機関などの私的機関など、産業保健サービス ☆視点 産業保健サービスの有無や利便性はどうか
■ 通信システム ・通信網	インターネット、電話、郵便、宅配などの整備状況 ☆視点 通信網の整備状況や利便性はどうか 情報とともに物流についても把握する
■ 緊急対応システム ・防災体制 ・救急医療体制	自治体の防災体制や事業場周辺の救急医療体制などの整備状況

> 交通の安全性や利便性等について情報収集し、アセスメントします。

表36●大項目5【交通】のアセスメント項目と解説

アセスメント項目	アセスメント項目の解説・視点
■ 交通状況 ・交通網 ・交通事情	事業場が利用する道路、鉄道、航空機、船、バス、タクシーなどの交通網の整備状況や交通事情 ☆視点 交通網の整備状況や利便性はどうか 交通渋滞、交通事故などの発生状況はどうか

アセスメントの手順

集団／組織のアセスメントの手順の概要と、アセスメントをするうえでの視点と注意点を紹介します。

1）情報収集

「コア項目」と「サブ項目」の項目を確認し、それらを念頭に置いて情報収集を行います。

●アセスメントシートはアセスメントのたびに作成する

対象集団／組織の抱える課題は、そのときどきで変化していると考えられます。そのため、項目別シートは、基本的にアセスメントするたびに新しく作成します。

ただし、同じ課題が継続している場合には、あらためてはじめから情報収集を行う必要はありません。その場合は、新たに収集した情報を項目別シートに書き足すようにします。なお、情報を追加する場合は、収集日を記録し、情報の流れがわかるようにしておきます。

また、同じ課題で状況が変化したり、対象集団／組織などが変わったりする場合は、そのつど新たにアセスメントが必要になるため、新しいアセスメントシートを作成します。

たとえば、1つの課題が改善して、別の課題のほうが優先度が高くなった場合は、新しいアセスメントシートを作成したほうが問題点や強みを整理しやすくなり、アセスメントを進めやすくなります。

●系統的な情報収集を行う

集団／組織のアセスメントシートは、現状で得られている情報を項目別に整理するという使い方も可能です。しかし、これから情報収集をするのであれば、事前に各シートの項目を頭に入れておくことで、系統的な情報収集が可能になります。

●産業看護活動からの情報収集を行う

日々の産業看護活動のすべての機会が集団／組織の健康課題発見の場にもなり、情報収集の場にもなります。職場巡視でわかる職場の様子、疾病休業統計や健診結果のまとめなどの客観的な情報のみならず、対象集団／組織の従業員からの主観的な情報など、さまざまな場面で情報を徐々に深めることが可能です。

●すべての項目を埋めることを目的にしない

「コア項目」と「サブ項目」の項目は、集団／組織を理解するために有益であり、すべての項目の情報収集ができれば、質の高いアセスメントにつながります。しかし、やみくもに、これだけの項目数の情報収集をすることは大きな負担となります。

このツールはすべての項目を埋めることが目的ではありません。対象集団／組織の状況によって、必要な情報は異なります。8つのコア項目と5つのサブ項目という広い視点を念頭に置いて情報がかたよらないようにしながらも、優先順位をつけて情報収集を行います。

●職場の要望・ニーズの情報を収集する

コア項目の大項目8【安全衛生】の中項目として、「職場の要望・ニーズ」があります。職場の要望・ニーズなどの声は重視すべきものであり、他の項目でも意識して情報収集する必要があります。

2）情報の整理

「コア項目」と「サブ項目」の項目別シートに情報を記載して整理します。

●情報はそのまま記載する

情報の欄には、収集した情報をそのまま記載します。対象集団／組織の従業員の発言などは、表現を変えてしまうと看護職の判断が加わり、本来の発言の意図と変わってしまうことがあります。その情報から看護職が分析・判断したことはアセスメント欄に記載します。

●情報源を明確にする

同じ発言や情報でも、誰が発言したのかにより、その情報の意味は大きく変わります。そのため情報源を記載します。

●複数項目に関わる情報は、すべての項目に記載する

すべての項目に情報を分けるのが難しい場合もあります。情報に記載もれがなく、よりよいアセスメントにつなげることを重視し、複数項目に関わる情報は、そのすべての項目に記載します。

3）情報の精査

看護の知識を用いて情報を精査します。気づき、手がかり情報、基準からはずれているもの、強化が必要なもの、気がかりなもの、情報の正確性、不足している情報等を吟味します。

●不足している情報はくり返し収集する

アセスメントツールで情報を整理し精査することで、不足している情報や不確定な情報が明確になります。そういった情報は、継続的に意識して収集・確認します。追加情報は、収集日を記載して、アセスメントシートに随時追記することで、情報を深め、洗練させていきます。

しかし、情報を完璧にしないと、アセスメントができないわけではありません。今ある情報のなかでアセスメントをすることも可能です。その場合、一方ではさらなる情報収集・確認を計画しつつ、一方では情報を分析するアセスメントを進めます。

4）大項目アセスメント

大項目ごとに、健康課題（顕在・潜在）・強みをアセスメントし、アセスメント欄に記載します。

●健康課題と強みをそれぞれアセスメントする

看護の視点で対象集団／組織の「健康課題」につながることをアセスメントします。顕在化した健康課題だけでなく、潜在的な課題がアセスメントされた場合には「○○のリスクがある」と、顕在化した課題との違いがわかるようにアセスメントを記載します。

また、課題ばかりに目を向けるのではなく、健康課題の解決や健康増進につながる「強み」もアセスメントすることが重要です。

●複数の情報をつなげてアセスメントする

ひとつの情報にひとつの解釈をつけるのではなく、大項目内の複数の情報をつなぎ合わせることで、より深いアセスメントを意識します。

5）健康課題・強みごとの情報・アセスメントの統合

　大項目ごとのアセスメントで導かれた健康課題・強みの1つに焦点を当て、他の大項目から関連する情報・アセスメントを確認し、統合します。

●健康課題・強みごとに、横断的に情報とアセスメントを整理し統合する

　大項目別アセスメントで導いた健康課題は、統合の過程で健康課題同士につながりが強い場合には、同じ健康課題として統合されます。こうして大項目をまたいでの対象集団／組織の全体像をつかみ、健康課題に焦点を当てたアセスメントを深めながら絞り込んでいきます。
　大項目ごとのアセスメントでは、健康課題・強みにつながらなかった情報も、別の大項目の健康課題には関連する情報である場合もあります。統合の際には、アセスメントだけでなく、各大項目の情報も確認します。

6）総合アセスメント

　大項目を超えて統合した情報・アセスメントから、最終的な健康課題（顕在・潜在）・強みをアセスメントします。

●他者にも伝わる言葉にまとめる

　看護職としての根拠をもった健康課題のアセスメントや支援内容は、自分だけがわかっていればよいというものではありません。集団／組織の管理者、従業員、他の保健医療スタッフ等とも共有できるように、他者にも伝わる言葉でまとめる必要があります。

7）総合アセスメントの優先順位づけ

　複数の総合アセスメントが導かれた場合は、優先順位をつけます。

●優先順位は複数の視点から総合的に判断する

　はじめに重大性（影響の範囲と程度）と緊急度の視点から、優先度の高さを判断します。加えて、実現可能性も踏まえて最終的に優先順位を決定します。

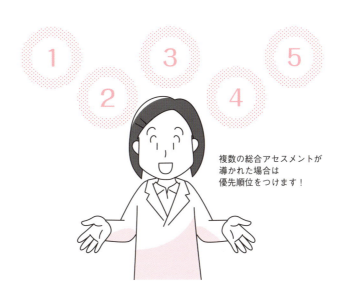

事例で学ぶ集団／組織のアセスメントツールの使い方

　ここでは、3つの事例をあげながら、このアセスメントツールをどのように使ったらよいかを紹介します。

- **事例1**：世界中で流行した感染症をきっかけに、急激に働き方が変化した大規模事業場において新たな課題が発生し、あらためてアセスメントを実施した事例
- **事例2**：従業員100人以上の中規模事業場にはじめて看護職が雇用され、健康経営の推進支援を求められ、今後の中期計画策定に向けてアセスメントを実施した事例
- **事例3**：中規模事業場のなかでも小さい規模の従業員70人ほどの事業場に休業者が2名発生したことから、外部から看護職の支援を受けることになり、週1回の少ない勤務のなかで体制整備に向けてアセスメントを行った事例

＊

　それぞれの事例では、まず事例の概要を説明し、次に収集した情報を「項目別シート」に整理し、大項目ごとにアセスメントを行います。そのあとで「項目別シート」のコア項目・サブ項目合わせて13項目から関連する情報・アセスメントを横断的に見渡して統合する「総合アセスメントへの思考過程」を経て、対象集団／組織の総合アセスメントを導き出します。さまざまな対象に、さまざまなタイミングで、このツールを使うことができますので、以下にその事例を紹介します。

事例の見方

1 「1）○社の概要」を読んで、どのような集団／組織かをイメージします。

2 「2）○社の大項目ごとのアセスメントツール記入例」を読み、大項目ごとに対象集団／組織を把握します。

3 大項目ごとに記載された情報・アセスメントについて、その13項目すべてを横断的に見渡し、対象集団／組織を全体的に捉えます。ここには、情報収集、情報の整理、コア項目・サブ項目ごとのアセスメント（健康課題・強み）が記載されています。

4 「3）○社の総合アセスメントへの思考過程」の図で、大項目別のアセスメントで焦点を当てたいくつかの健康課題ごとに、大項目を超えて関連する情報・アセスメントを確認し、アセスメントの統合から総合アセスメントへと導く過程を確認します。
図内の「関連する情報・アセスメントの統合」のところに示されているのは大項目名のみですが、各項目別シートには統合する情報・アセスメントに「＊思考過程1〜5」等と記載していますので、シートに戻って関連する情報・アセスメントを確認できます。

5 最後に、導かれた総合アセスメントの優先順位を確認します。
思考過程1〜5の順は、作業の順番であり、優先順位と一致するものではありません。

　集団／組織のアセスメントツールの各項目について、わからないことが出てきた場合は、第4章の「1．集団／組織のアセスメントツールの枠組みと構成」（76ページ）、「1）項目別シート」（78ページ）に戻って確認します。
　なお、以下の事例におけるアセスメントツールの記入例では、情報が記載されていない小項目については、小項目自体を省略している場合があります。

事例1 大規模事業場A社
働き方の急激な変化や多様化に伴う新たな課題をアセスメント

1）A社の概要

　A株式会社は東京に本社があり、全国に10カ所の支店と13カ所の営業所をもち、国内における精密機器および電化製品のマーケティング、アフターサービスを行っています。世界中で流行した感染症をきっかけに、在宅勤務（リモートワーク）やフレックスタイム、時差出勤などが導入され、働き方が急速に変化し、多様化していく状況となりました。

　働き方改革の一環として多様な働き方については検討していたものの、急に前倒しでの実施となったため、組織・個人ともに急激な変化に対応しきれず、業務遂行においても多くの変更が余儀なくされ、過重労働となる従業員が増加しました。

　それらの変化に加えて、コミュニケーションや連携のあり方にも変化が生じ、新たなストレスが増え、メンタルヘルス不調となる従業員も増えることが心配されていました。

　さらに、多くの従業員が在宅勤務を行い、生活習慣も大きく変わり、運動不足、飲酒量の増加等により健康診断における有所見者も増加しています。

　働き方の急激な変化や多様化に伴い、新たな課題が発生した組織の事例について、あらためてアセスメントを行います。

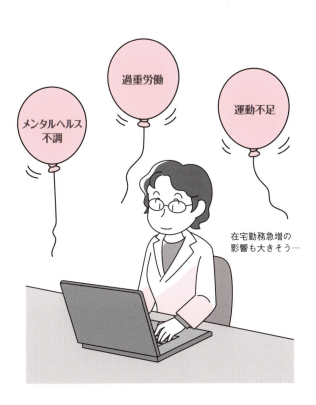

2）A社の大項目ごとのアセスメントツール記入例

コア項目

大項目1　企業概要　　　　　　　　　　　記入日　２０XX年X月X日

■ 社訓	なし
■ 経営理念 ・ミッション ・ビジョン ・バリュー	ミッション：最先端の技術と確かなサービスを通じて夢のある社会の発展に貢献 ビジョン：技術、サービス向上と新しい価値の創造を通じて豊かで活力のある企業となる バリュー：チャレンジ・熱意・誠実・多様性
■ 経営戦略 ・企業戦略、事業戦略、機能別戦略	経営基盤の強化、開発に注力することでの他社との差別化、グローバル市場への拡大、人材の強化、ビジネスモデルの変革を戦略の軸とする
・中長期計画、経営計画	
■ CSR ・健康経営	健康経営優良法人に選定　＊思考過程1・2・3・4
・環境経営	「環境先進企業」であることを掲げ、あらゆる企業活動において環境への先進的な取り組みを行っている
■ 沿革	1988年設立
■ 組織 ・組織図	社長 ― 監査室・経営企画室 経営推進本部、営業本部、販売推進本部、技術本部、情報化推進部
・国内外拠点	本社（東京）、全国に支店（10カ所）、営業所（13カ所）
・事業グループ	精密機器製造企業の100％子会社
■ 事業内容	国内における精密機器および電化製品のマーケティング、アフターサービス
■ 資本金・資産総額	資本金36億円
■ 従業員数	正社員1531名、契約社員45名、再雇用社員66名、派遣社員221名、請負社員146名
■ 業績 ・売上高、営業利益、当期純利益	20XX年度（20XX年3月期）1611億円、営業利益率3.9、純利益率2.5 20XX年度（20XX年3月期）1644億円、営業利益率2.1、純利益率1.1
・金銭以外で示される業績	

アセスメント
- 製品の開発・製造を行う大企業の100％子会社であり、経営基盤は安定している
- グループ全体で健康経営を推進しており、ここ数年はグループ全体で連続で健康経営優良法人（大規模法人部門）の認定を受け、健康施策への理解はある　＊思考過程1・2・3・4

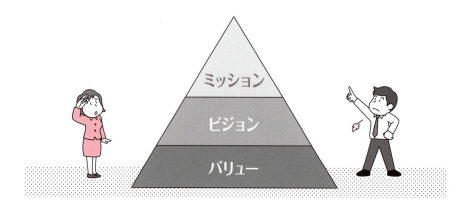

【事例1】大規模事業場A社

大項目2　対象集団／組織概要

■ 組織 ・組織図	全国分散拠点のうち、本社を担当。本社にある組織は以下のとおり 経営企画室　監査室　経営推進本部　販売推進本部　営業本部　情報化推進部 人事部　総務部　広報宣伝部　マーケット推進部　ビジネス営業部　コンシューマー営業部　営業企画部
・国内外拠点	本社（東京）、全国に支店（10カ所）、営業所（13カ所）
・組織運営	本社には組織の中枢機能が集中しており、経営企画室、監査室のほか、複数の部門がある 営業部門では効率的な営業戦略・営業活動推進の観点から再編が行われ、各地に点在していたアシスタント機能が本社に集約されたばかりである　*思考過程1・3*
■ 事業内容	「大項目1 企業概要」と同じ
■ 事業計画 ・計画	
・目標	業界でTOPシェアを目指す
■ 業績 ・売上高、営業利益、当期純利益	「大項目1 企業概要」と同じ
・金銭以外で示される業績	

アセスメント

・組織の中枢機能が本社に集中していることに加え、営業部門の再編によってアシスタント機能も集約されたばかりであり、体制の構築を行っている段階である　*思考過程1・3*

大項目3　人員構成

■ 従業員数 ・性別 ・年代別	男性　565名（20代56名、30代183名、40代211名、50代81名、60代34名） 女性　244名（20代31名、30代72名、40代95名、50代41名、60代5名） 男女計　809名　*思考過程2・3*
■ 人種・国籍 ・国籍別比率	日本人のみ
・使用言語	日本語
■ 職位 ・性・年代別構成	本部長、部長（男性12名、女性1名） 課長（男性12名、女性3名） 一般社員（男性541名、女性240名）
・管理職1人当たりの従業員数	部門により異なる（営業職は特に多い傾向にある）　*思考過程1・3*
■ 雇用形態 ・直接雇用の内訳とその他の従業員数	正社員730名、契約社員40名、再雇用39名、派遣社員約160名
■ 職種 ・人員分布	事務職（約10%）、営業職（約50%）、アシスタント職（20%）、マーケティング職（20%）
■ 生活形態 ・世帯	単身赴任（営業職は数年ごとに全国転勤となる者が多く、単身赴任も多い）、単身者、家族同居　*思考過程2*
・要介護者の有無	介護休職者あり
・通勤	原則公共交通機関を利用

ここには派遣社員の情報は含まれていません

アセスメント

・部門によっては、管理職に対する従業員数が多く、フォローが行き届きにくく、ラインケアが機能しにくい可能性がある　*思考過程1・3*
・全国に支店や営業所が点在しているため、転勤や単身赴任になる従業員が多く、生活習慣やストレスへの影響も心配される　*思考過程2・3*

第4章　集団／組織のアセスメントツール

大項目4　人事・労務・教育

■ 就業規則 ・就業時間	就業時間、時間外労働、休暇、休職、復職、退職、定年などについてすべて規程があり、社内のイントラネットにて常時閲覧が可能
・時間外労働	繁忙期は60時間を超える部門があるが、80時間を超えない範囲で調整している　＊思考過程1・2・3
・休暇	法定有給休暇、誕生日休暇、特別休暇、リフレッシュ休暇制度あり
・休職、復職	社歴に応じた休職制度あり（半年〜1年6カ月）
・退職、定年	60歳定年退職、その後65歳までの再雇用制度あり
■ 人材活用・能力育成 ・社内公募、職種転換	社内公募制度、自己申告制度あり
・社内教育、資格取得支援	雇入れ時教育（新入社員・中途）、階層別研修、管理職研修、OJT制度、資格取得費用補助制度あり 入社5年目以降の継続教育の機会は少ない　＊思考過程3
・留学	留学制度なし
・人材交流	グループ内関係企業間での異動も可能
■ 役職 ・役職体系	本部長、部長、課長、係長
・昇進・昇格制度	課長以上の役職、昇進・昇格については社内規程あり 役職定年58歳、再雇用による延長は65歳まで
■ 評価 ・評価体系	等級（レベル）に応じた評価指標による目標達成状況、およびコンピテンシー指標に基づく達成状況により、自己評価、上司評価により決定
・評価方法	
■ 給与 ・賃金体系	賃金規程に基づき、等級（レベル）ごとに定められた賃金テーブル、人事評価に応じて賃金が決定される
・賃金形態	基本給に加え、通勤手当、住宅手当、扶養手当、資格手当あり
■ 雇用 ・雇用制度	
・採用制度	採用計画に基づき、新卒採用、中途採用を実施
・異動制度	異動計画に基づき実施（原則全社員対象）
・退職制度	
■ 育児・介護支援 ・育児・介護支援制度	男女とも育児休暇・介護休暇制度あり 女性従業員はほぼ100％育児休暇制度を利用、男性は現時点では30％程度である。取得促進の活動を展開中で徐々に利用者が増加中 介護休暇については、年間2〜3名の利用にとどまっている
■ 母性保護 ・妊娠・出産支援制度	通勤時間緩和、休憩時間の確保、通院時間の確保等、母性保護制度は就業規則に定められている
・生理休暇	生理休暇はあまり利用されておらず、申し出がしやすい職場に勤務する一部の従業員のみが利用している
・就業上配慮	妊娠中は、業務内容や時間外労働、出張等を緩和するような社内制度もある

次ページに続く

■ 両立支援
　・治療と仕事の両立支援
　・出生時両立支援
　・介護離職防止支援
　・柔軟な働き方選択制度等支援
　・不妊治療両立支援
　・障がい者支援

育児・介護休業法で定められている制度は整っているが、介護については社内での認知度は低い

アセスメント
・就業に関する社内制度は整っているが、制度の浸透や理解、活用はまだ不十分であり、課題がある
・一般的な教育体制は構築されているが、管理職以外の一般社員においては、入社後一定期間を過ぎると教育を受ける機会が著しく減り、継続教育がないことから、キャリア形成が築きにくい　＊思考過程3
・育児や介護といったライフステージに合わせた制度が充実しており、働きやすい体制が整っている

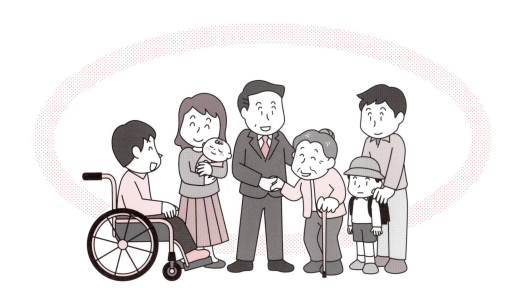

大項目5 文化

■ 労働組合 ・組織率	ユニオンショップ制（正社員は全員加入）
・体制	委員長、書記長は専従である。それ以外の役員は職場から信任を受けた代表者が兼務している。安全衛生委員会には、委員長、書記長が参加している *思考過程1・4
・労使協約	締結あり
・ナショナルセンター	
■ 職場風土 ・従業員満足度	2年に1回、エンゲージメントサーベイを実施
・帰属意識	面談時等のヒアリングからは、帰属意識は高くなく、組織や職場への不満の訴えがよく聞かれる
・職場活性度	
・コミュニケーションの特徴	プレイングマネージャーも多く、コミュニケーションの必要性は理解しているものの、十分に時間をとれていない部署が多い　*思考過程1・3 加えて、世界中で広まった感染症対策として急遽在宅勤務制度が導入された対面で行われていたコミュニケーションスタイルからの変化を余儀なくされ、ITを活用した新たなコミュニケーションスタイルを構築中ではあるが、オンライン会議等を行ったことがない従業員も多く、戸惑いの声が聞かれる　*思考過程3 オンライン会議や打ち合わせなどを行っているが、通信環境の課題上、カメラは使用しないことを原則としており、相手の顔や表情が見えないコミュニケーションに戸惑いがあるとの声が多く聞かれる　*思考過程3 ITツールの活用や操作レベルには大きな格差が生まれており、円滑にコミュニケーションがとれているとはいえない　*思考過程3
・トップ方針理解度	半期ごとに行われるキックオフミーティングにて方針理解を深める場がある
・チーム力	チームという意識が低く、個人プレーが多く、部門内でも情報の共有がされていないことが多い　*思考過程3
・リーダーシップ	
・働きやすさ	
■ 文化体育活動 ・社内のクラブ	社内のクラブ活動として、野球、フットサル、ランニングの同好会がある *思考過程2
■ 福利厚生 ・制度	35歳以上は自己負担なく人間ドックの受診ができる　*思考過程2
・施設	軽井沢、箱根に保養所がある
■ 社内行事 ・企業・事業場・職場の行事	定期的な行事はないが、創立記念パーティーなどは全国から東京に集まり、全社員で実施している 職場の活性化を目的とした活動への費用補助制度があり、職場単位でイベントを企画している部署もある（職場構成員の8割以上の参加が必須／1年に1回利用が可能）　*思考過程3

アセスメント

・労働組合に専従者がいることで、従業員のサポート環境は整っている　*思考過程1・3
・プレイングマネージャーが多く、かつ多忙であること、チーム意識が低いことで、コミュニケーションや連携が十分にとれていない　*思考過程1・3
・ITを活用した新しいコミュニケーションのとり方やツールにまだ慣れておらず、負担に感じている人が多い可能性が高い　*思考過程3

大項目6　労働

■ 就業措置 ・就業措置	産業医からの意見を参考に、就業措置内容を決定する制度が健康管理規程に定められている 現在：身体疾患5名、精神疾患10名が制度に基づき就業制限を受けている *思考過程2・3*
■ 職場環境 ・作業環境 ・付帯設備	冷暖房が完備されているオフィスビルである 部門内フリーアドレスの導入によりコミュニケーションの活性化も期待されていたが、定位置を望む人が多い フロアに喫煙所はなく、喫煙者はビル共有部分にある喫煙所を利用する 休憩室はあるものの人数に見合った規模ではなく、混雑するため利用がしにくい
■ 仕事における支援体制 ・管理職のタイプ ・管理職と部下との関係 ・上司からの支援 ・同僚からの支援	多様な働き方を検討しており、もともと在宅勤務制度もそのひとつであったが、世界的な感染症拡大への対応のため、検討や準備が十分に行われないまま在宅勤務制度が全社員を対象に導入された　*思考過程1・3* 部下とのコミュニケーションを促進するため、昨年度から1on1ミーティングが導入されたが、一部の部署では業務が多忙のためあまり実施できていない *思考過程3*
・社員からの情報（生の声） ・職場の雰囲気	ハラスメント教育が徹底され、ここ数年は高圧的な態度をとる管理職は少ないが、ハラスメントを意識するあまり部下との接点が減っている管理職もおり、心理的安全性はあまり高くないといった声や、上司が不在のときのほうが職場の雰囲気が明るいといった声もある　*思考過程3*
■ 作業条件 ・フリーアドレス	部門内に限定したフリーアドレスを導入、一部従業員は常設されているモニター利用の都合上固定席である
・作業の特徴	デスクワークの従業員が多く、座位でのPC作業が中心である ペーパーレス化も徐々に検討されていたが、調達関連や契約書等においてはまだほとんど進んでいないため、印刷やファイリング等の作業も多い　*思考過程1* 在宅勤務が増えているが、モニター等を持たない社員が多く、画面が小さいノートPCのみで業務を行っている　*思考過程1・3*
・保護具	
■ 作業内容 ・作業内容の種類とその人数	事務職（約10%）、営業職（約50%）、アシスタント職（20%）、マーケティング職（20%）
■ 勤務状況 ・勤務制	平日日勤のみ　9：00～17：45
・勤務制度	もともとフレックス制度があったが、活用しにくい雰囲気であった 感染症対策として世間の流れを受けて、フレックス制度や時差通勤の活用も推奨されるようになった
・出社率	
・残業状況	平均36時間／月　最大78時間／月（過重労働者の割合も増加傾向にある） *思考過程1・2*
・欠勤率	
・有給休暇取得率	有給休暇取得率76%（全社目標70%以上）　*思考過程1・3*

アセスメント
・感染症の流行を機に、もともと検討していた在宅勤務制度が急遽導入されたが、準備不足のまま開始されたため、業務の進め方や作業効率等に負荷がかかり、残業時間や過重労働者の割合が増えている可能性がある　*思考過程1*
・もともとコミュニケーションが良好にとれているとはいえず、在宅勤務制度の導入等により、さらに課題が発生している　*思考過程1・3*
・有給休暇を積極的に取得する活動が全社で行われており、法定日数だけではなく取得されている　*思考過程1*
・感染症対策時に世間の動向を踏まえて、これまで活用しにくかったフレックス制度や時差通勤も活用しやすくなり、働き方が多様化してきた

大項目7　健康

■ 健康診断統計 ・法定健康診断	定期健康診断受診率100％（すべての年齢で血液検査も実施） 有所見率：肝機能38.0％　血中脂質61.6％　血圧32.8％　血糖51.4％ 　　　　　肥満（BMI25以上）29.1％ 40歳以上　特定保健指導対象者19％　特定保健指導実施率64％ ※すべての項目で有所見率は前年より上昇　*思考過程2*
・行政指導による健康診断	
・企業ニーズに基づく健康診断	
■ 健康調査統計 ・生活習慣	飲酒状況（頻度）：「毎日飲む」31.8％、「ときどき飲む」28.0％、「ほとんど 　　　　　　　　　飲まない（飲めない）」40.2％ 喫煙状況：喫煙率36.7％ 運動習慣：「1回30分以上の軽く汗をかく運動を週2日以上、1年以上実施し 　　　　　ている」者の割合22.1％、「日常生活において歩行または同等の身 　　　　　体活動を1日1時間以上実施している」者の割合26.7％ 食習慣：「就寝前の2時間以内に夕食をとることが週に3回以上ある」者の割合 　　　　40.2％、「朝食を抜くことが週に3回以上ある」者の割合33.3％ ※在宅勤務制度の導入により、通勤時に歩く機会が激減し、また、残業が増えた 従業員も多く、身体活動の機会が減っている 職場での飲酒機会（飲み会など）は減っているが、オンライン飲み会を含めた自 宅での飲酒機会が増加傾向　*思考過程2*
・自覚症状	男女ともに肩こり、腰痛の訴えが多い ※在宅勤務等で自宅の作業環境が十分ではなく、腰痛や肩こり、目の疲れ等の訴 えが増加
・ストレス・心理的な負担	ストレスチェックは毎年必ず実施され、高ストレス者には産業医が対応している また、上長が集団分析結果を有効に活用できるよう、人事部と産業保健専門職チー ムとの共催で職場環境改善セミナーを実施している（希望制） ストレスチェック結果における高ストレス者の割合：17％ 集団分析結果：総合健康リスクで100を超える部門が複数あり、昨年よりもス コアが上昇傾向　*思考過程3* 感染症対策として急遽、フレックスタイム制度の積極的な活用や在宅勤務が導入 されたが、体制が整備されておらず、業務の進め方の変更による業務量の増加、 コミュニケーション機会の減少、ITツールの習得不備等、多くの課題が発生 し、心理的負担が増している　*思考過程1・3*
・健康観、健康意識	世界的な感染症の大流行に伴い、生活スタイルが大きく変容し、健康意識におい ても差が顕著となった　*思考過程2*
・体力測定	健康イベントで実施したことはあるが、定例では行っていない　*思考過程2*
■ 健康保険組合との連携	健康保険組合と協業した健康施策、健康スコアリングレポートの報告会を実施 *思考過程2*
■ 要管理者統計 ・要管理者状況	要管理者率：身体疾患5％、精神疾患8％　*思考過程1・2・3*
・疾病	
・休業	休業率：身体疾患0.8％、精神疾患1.2％　*思考過程1・2・3*
・死亡	身体疾患による死亡事例あり
・障がい者統計	障がい者（身体）3名

アセスメント

・健康診断結果の有所見率が高く、悪化傾向にあり、対策が必要である　*思考過程2*

・在宅勤務制度の導入に伴い、運動（身体活動）の機会が減り、一方では自宅での飲酒の機会が増える者もおり、健康へ
の影響が懸念される　*思考過程2*

・職業性ストレスチェック結果によると、高ストレス者の割合や集団分析の総合健康リスクが上昇しており、精神疾患で
の休業者が増えるリスクがある　*思考過程3*

大項目8　安全衛生

■ 安全衛生規程 ・健康管理規程 ・安全規程	全社統一の安全衛生管理規程、健康管理規程が整備・運用されている *思考過程2・3*
■ 安全衛生管理体制 ・組織	安全衛生委員会が組織化され、月1回開催されている 出席者は、総括安全衛生管理者の総務部長、衛生管理者、人事・総務の担当者、各部代表者1名、労働組合専従者、産業医、看護職で構成している 構成比率を満たすように人選されているが、各部からは多忙による欠席者が多く、法令遵守の範囲にとどまり、形式的に行われている 在宅勤務制度導入後はオンラインで実施している 産業医は、安全衛生委員会で健康講話を実施している　*思考過程2・3*
・人材	常勤産業医1名、看護職1名（健康経営を推進していくため、今後、看護職を2名ほど増員予定）*思考過程2・3*
■ 安全衛生方針 ・基本方針	従業員の安全・健康がすべての事業の基盤であるという企業の方針に従っている 特に労働災害や通勤災害の防止に関する活動方針が中心である *思考過程2・3・4*
・中長期方針	
・年度方針	毎年見直しを実施し、以下を主軸としている ①生活習慣病対策の推進（疾病予防、早期発見、早期治療）*思考過程2* ②メンタルヘルス対策の推進（メンタル要管理者の減少）*思考過程3* ③過重労働の防止　*思考過程1*
■ 安全衛生活動 ・計画	安全衛生方針に基づき、全社で統一した計画を毎年策定している（本社に限定した計画はない） 総務部が主に安全、人事部が主に衛生を担当している　*思考過程4*
・実施	安全衛生委員会は毎月1回開催（オンライン） 以前は、同日に産業医と安全衛生委員会メンバーによる職場巡視も実施していたが、現在は在宅勤務者が多いため、衛生管理者と産業医、看護職のみが実施し、委員会で報告がされている 衛生管理者による巡視は、毎週実施されている
・評価	安全衛生活動の計画に基づき、半期ごとに評価を実施
・改善	評価に基づく改善は不十分である
■ 安全衛生教育 ・体系	入社時教育として安全衛生教育を実施 メンタルヘルス研修は、入社時にセルフケア研修を実施（新卒者はオンライン、中途入社者は e-learning）*思考過程3*
■ 労働災害統計 ・労働災害発生状況	労働災害発生なし
■ 危機管理 ・体制	ガイドラインを作成し、事業場ごとに災害マニュアルが整備されている
・ガイドライン	
■ 職場の要望・ニーズ	

アセスメント

・安全衛生活動でのPDCAサイクルに則った活動において改善が不十分である。規程や体制は整備されているが、主管部門による活動が中心であり、法令遵守の範囲にとどまっている
・また、急激な働き方の変化により在宅勤務者が増え、安全衛生委員会もオンラインでの実施となり、従業員を巻き込んだ活動は十分とはいえない状況となった　*思考過程4*
・安全衛生教育やメンタルヘルス研修は入社時に実施しているが、継続教育は十分に行われていない　*思考過程3*

第4章　集団／組織のアセスメントツール

サブ項目

大項目1　行政

■ 行政の動向	
・事業に関連する政策	健康経営銘柄制度、健康経営優良法人認定制度　＊思考過程1・2・3・4
・労働に関連する政策	労働基準法（施行規則）および職業安定法（施行規則）の改正 障害者雇用促進法および障害者差別解消法の改正
・雇用政策	
・安全衛生政策	第14次労働災害防止計画（2023年4月）
・保健医療福祉政策	第4期特定健診・特定保健指導（2024年4月）　＊思考過程2

アセスメント
・労働基準法等の改正により、労働条件明示ルールの変更や裁量労働制の見直し等が行われ、働き方等にも影響を及ぼす
・障がい者に関する法律の改正もあり、障がい者雇用率の引き上げや合理的配慮の義務化などにも対応をしていく必要がある　＊思考過程1

大項目2　経済

■ 経済の動向	
・経済成長率	世界中で発生している感染症の流行により、日本を含め、世界の経済動向、経済成長率に影響が出ている
・為替	経済の動向によって為替も変動の兆候が出てきている
・貿易収支	
・失業率	若年労働者減少により、労働市場は売り手市場 完全失業率2.5％横ばい
・業界の経済と動向	インフレ率は低下傾向にあるものの引き続き根強く、世界情勢などの地政学リスク、エネルギーコストの高止まり等の影響がある 国内での業界売上規模はほぼ頭打ちである

アセスメント
・世界情勢などの地政学リスク、エネルギーコストの高止まり、低調な需要の推移、為替変動等により、安定しない状況が続いている　＊思考過程1・2・3

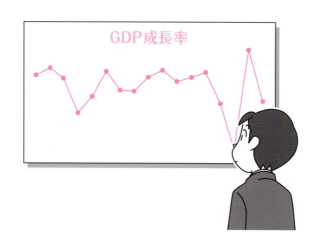

104　●【事例1】大規模事業場A社

大項目3　環境

■ 物理的環境 ・立地状況	商業地域（オフィス街）、交通量の多い幹線道路に面している 最寄り駅から徒歩2分
・気象	温暖湿潤気候、ヒートアイランド現象、オフィスビルが立ち並んでおり、ビル風が強い日がある
・天災	豪雨時浸水0.1～0.5mのエリアに該当
・振動	振動なし
・騒音	騒音なし
・地盤	地震に関する地域危険度測定調査：地震総合危険度ランク1（リスク低い）
■ 化学的環境 ・悪臭	悪臭・水質・土壌については異常発生の報告なし
・大気	光化学スモッグ注意報発令：年2～3回程度
・水質	
・土壌	
■ 生物的環境 ・細菌	生物的環境については特記すべき情報なし
・ウイルス	
・虫	
・動物	
・植物	
■ 社会的環境 ・地域との関係性・ネットワーク	地域との接点ほぼなし
・治安	治安良好

アセスメント
・商業地域であり、交通量も多い環境ではあるが、オフィス内の環境に影響はない

第4章　集団／組織のアセスメントツール

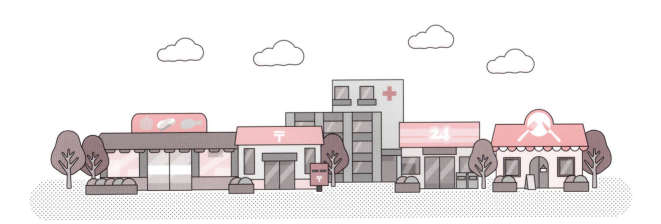

大項目4　社会資源

■ ライフライン ・電気、ガス、上下水道	電気、ガス、上下水道すべて整備されている
■ 生活資源 ・商業施設	大型複合施設、家電量販店、飲食店、コンビニエンスストア、ドラッグストア等、徒歩圏内に充実している　*思考過程2
・娯楽施設	映画館、パチンコ店、カラオケ店、マッサージ店等、徒歩圏内に豊富にある
・健康増進施設	夜間も使用できるフィットネスクラブがある　*思考過程2
■ 保健医療福祉資源 ・保健機関	○○保健所、○○保健所保健サービスセンター ○○精神保健福祉センター ※すべてバスまたは電車で30分圏内
・医療機関	総合病院、クリニック等が徒歩10分圏内にあり、大学病院も車で10分圏内にある また、就業時間後に受診が可能な医療機関も複数ある　*思考過程2・3
・福祉機関	
■ 産業保健サービス ・行政機関	○○労働局、○○労働基準監督署 ○○産業保健総合支援センター ○○障害者職業センター リワーク施設 作業環境測定機関、健診機関、人間ドック機関、EAP（従業員支援プログラム）あり ※すべてバスまたは電車で30分圏内 *思考過程2・3
・外郭団体	
・私的機関	
■ 通信システム ・通信網	整備されている ビル内全エリアで無線LAN接続可能
■ 緊急対応システム ・防災体制	防災体制は、○○警察署、○○消防署と連携し整備されている 広域避難場所：○○公園で徒歩圏内にある
・救急医療体制	三次救急病院が車で10分圏内にあり、一次、二次救急病院も徒歩圏内に整備されている

アセスメント
・社会資源は潤沢で充実している　*思考過程2・3
・近隣に娯楽施設があるため、活性化活動等に利用できる環境にある
・救急対応が必要なケースが発生しても対応できる環境にある

大項目5　交通

■ 交通状況 ・交通網	JR駅、地下鉄駅、バス停がすべて徒歩5分以内　*思考過程2
・交通事情	幹線道路沿いであり、交通量は非常に多く、日中は渋滞も多く発生している ○○警察署管内で年200件近い交通事故が発生しているが、事業場近隣では年2件にとどまっている

アセスメント
・通勤等の交通の便には問題はない　*思考過程2
・業務において社有車を使用する場合に、渋滞の影響を受けることがある

3) A社の総合アセスメントへの思考過程 ・・・

　大項目ごとのアセスメントで導かれた健康課題・強みの1つに焦点を当て、他の大項目のなかから関連する情報・アセスメントを確認し、統合していきます。

　大項目をまたいで全体像をつかみ、課題・強みに焦点を当て、アセスメントした結果からA社の総合アセスメントを導きます。

　図13（次ページ参照）の「思考過程1」を例に、その思考過程を説明します。

　ここでは、「コア項目6 労働」でアセスメントした「労働時間が増え、過重労働者が増えている」という集団／組織の健康課題を統合してみることにしました。

　「コア項目1 企業概要」では、健康経営の推進に理解がある企業であることがわかります。「コア項目2 対象集団／組織概要」では営業部の組織再編により大きな変化が起きていること、「コア項目3 人員構成」では管理職の数が少なく、部下のフォローが行き届かない可能性があること、「コア項目4 人事・労務・教育」では時間外労働の実態、「コア項目5 文化」ではコミュニケーションの課題がある一方で、労働組合と連携できそうな可能性が見えます。

　さらに、「コア項目6 労働」では、急遽在宅勤務が導入されたことにより、業務負荷や時間外労働が増加傾向にある一方で有給休暇の取得率は高いこと、「コア項目7 健康」では業務負荷による健康影響の可能性、「コア項目8 安全衛生」では安全衛生体制が十分に機能していない一方で看護職が増員になる予定であるといった重要なポイントが見えてきました。

　また、「サブ項目1 行政」では健康経営に関連する行政施策の情報や、「サブ項目2 経済」で経済動向などを確認しておきます。

＊

　これらのアセスメントを統合し、総合アセスメントを導きます。その結果、「思考過程1」の統合によって得られたA社の総合アセスメントは、以下のとおりです。

> **【A社の健康課題】**
> ・感染症の流行を機に、もともと検討していた在宅勤務制度が急遽導入されたが、準備不足のまま開始されたため、業務の進め方や作業効率等に負荷がかかり、残業が増えている可能性がある。
> ・加えて、営業部門の再編によりアシスタント職が本社に集約されるなど、再編による負荷増も懸念される。
> ・部門により管理職が抱える部下の人数が多く、またプレイングマネージャーも多いことから、マネジメントや上司の支援が不十分な可能性がある。

　また、この「思考過程1」で明らかになった強みとして、以下が導き出されました。

> **【A社の強み】**
> ・健康経営を推進し、従業員の健康に関する取り組みに前向きな姿勢であるため、健康課題が生じたときに、経営層も含め、課題の共有や課題解決への方針が速やかに決定されやすい。
> ・常勤の産業医や看護職といった産業保健専門職チームがいるため、専門的な観点から、予防対策や不調者の早期発見が実施される。

　以上のように、解説した「思考過程1」と同様の思考過程で、その他にも焦点を当てた大項目アセスメントごとに、情報・アセスメントを統合し、総合アセスメントを導いていきます。「思考過程1」と同様に、それぞれ、「思考過程2」「思考過程3」「思考過程4」と、4例の統合の過程を図13で確認できます。

107

最後に、健康課題・強みの重大性（影響の範囲と程度）と緊急度の視点から、優先度の高さを判断します。そして、実現可能性も踏まえて最終的に優先順位を決定します。優先順位は次のようになりました。

　A社の事例では、しばらく続くと思われる過重労働の対策を早急に検討する必要があり、「思考過程1」の総合アセスメントを優先順位1とし、メンタルヘルス不調者の発生や職場全体への影響も大きい「思考過程3」の総合アセスメントを優先順位2に、生活習慣の改善を図り作業関連疾患の対策を推進・展開すべく、「思考過程2」を優先順位3、そして、安全衛生管理体制もきちんと機能させていく必要があるため、「思考過程4」を優先順位4としました。

図13 ● A社の総合アセスメントへの思考過程

思考過程1

優先順位

大項目アセスメントで焦点を当てた健康課題・強み
- コア項目6 労働
  ・残業時間が増え、過重労働者が増えている

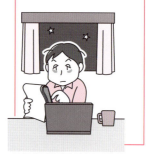

左記に関連する情報・アセスメントの統合
＊項目別シートに「思考過程1」と記載されている情報・アセスメントを参照
- コア1 企業概要
- コア2 対象集団／組織概要
- コア3 人員構成
- コア4 人事・労務・教育
- コア5 文化
- コア6 労働
- コア7 健康
- コア8 安全衛生
- サブ1 行政
- サブ2 経済

総合アセスメント1

健康課題：感染症の流行を機に、もともと検討していた在宅勤務制度が急遽導入されたが、準備不足のまま開始されたため、業務の進め方や作業効率等に負荷がかかり、残業が増えている可能性がある

営業部門の再編によりアシスタント職が本社に集約されるなど再編による負荷増も懸念される

部門により管理職が抱える部下の人数が多く、またプレイングマネージャーも多いことから、マネジメントや上司の支援が不十分な可能性がある

強み：健康経営を推進し、従業員の健康に関する取り組みに前向きな姿勢であるため、健康課題が生じたときに、経営層も含め、課題の共有や課題解決への方針が速やかに決定されやすい

常勤の産業医や看護職といった産業保健専門職チームがいるため、専門的な観点から、予防対策や不調者の早期発見が実施される

1

思考過程2

大項目アセスメントで焦点を当てた健康課題・強み
- コア項目7 健康
  ・健康診断結果の有所見率が高く、前年より悪化している

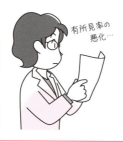

左記に関連する情報・アセスメントの統合
＊項目別シートに「思考過程2」と記載されている情報・アセスメントを参照
- コア1 企業概要
- コア3 人員構成
- コア4 人事・労務・教育
- コア5 文化
- コア6 労働
- コア7 健康
- コア8 安全衛生
- サブ1 行政
- サブ2 経済
- サブ4 社会資源
- サブ5 交通

総合アセスメント2

健康課題：健康診断結果の有所見率が高く、悪化傾向にあり対策が必要である

在宅勤務制度の導入に伴い、運動（身体活動）の機会が減り、一方では自宅での飲酒の機会が増える者もおり、健康への影響が懸念される

単身赴任の生活や残業時間の増加等に伴い、生活習慣の課題を抱えている従業員が一定数いると思われる

喫煙率が36.7％と高い

強み：健康診断の受診率が100％であることから、全体の健康課題だけでなく、年齢別や職種別等、優先的に対応すべきグループを抽出し対応しやすい

就業時間終了後でも受診できる医療機関が近隣にあるため、受診しやすく、受診機会を逃しにくい

看護職が増員予定であり、これまで以上に支援体制が充実する

3

思考過程3

大項目アセスメントで焦点を当てた健康課題・強み

- コア項目7 健康
- ストレスチェックで高ストレス者が増加しており、総合健康リスクも昨年より上昇している

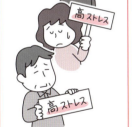

左記に関連する情報・アセスメントの統合
＊項目別シートに「思考過程3」と記載されている情報・アセスメントを参照

- コア1 企業概要
- コア2 対象集団／組織概要
- コア3 人員構成
- コア4 人事・労務・教育
- コア5 文化
- コア6 労働
- コア7 健康
- コア8 安全衛生
- サブ1 行政
- サブ2 経済
- サブ4 社会資源

総合アセスメント3

健康課題：管理職に対する従業員数が多い部署があり、フォローが行き届きにくく、ラインケアが機能しにくい可能性がある

高ストレス者の割合や集団分析の総合健康リスクが上昇しており、精神疾患での休業者が増えるリスクがある

新しいコミュニケーションのとり方やツールの変化に適応できておらず、負担に感じている人が多い可能性がある

急遽導入された在宅勤務制度により負荷がかかり、残業が増えている可能性がある

安全衛生教育やメンタルヘルス研修は、入社時に実施しているが、継続教育は十分に行われていない

強み：職場行事への費用補助制度があるため、職場内コミュニケーションの活性化を目的としたイベントを開催しやすい

前年度に導入された1on1ミーティングを活用することで、上司・部下間のコミュニケーション不足や、業務に対する不安の解消につながる可能性がある

ストレスチェックの事後措置を丁寧に実施する体制が整っているため、高ストレス者への対応や、課題がある部署を早期に発見し対応することができる

優先順位：2

思考過程4

大項目アセスメントで焦点を当てた健康課題・強み

- コア項目8 安全衛生
- 安全衛生体制はあるものの、急激な働き方の変化により十分に機能しているとはいえない状況となった

左記に関連する情報・アセスメントの統合
＊項目別シートに「思考過程4」と記載されている情報・アセスメントを参照

- コア1 企業概要
- コア5 文化
- コア8 安全衛生
- サブ1 行政

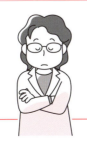

総合アセスメント4

健康課題：規程や体制は整備されているが、主管部門による活動が中心であり、法令遵守の範囲にとどまっていた。また、急激な働き方の変化により在宅勤務者が増え、安全衛生委員会もオンラインでの実施となり、従業員を巻き込んだ活動は十分とはいえない状況となった

安全衛生教育やメンタルヘルス研修は入社時に実施しているが、継続教育は十分に行われていない

強み：「従業員の安全・健康がすべての事業の基盤である」という方針があることから、体制の立て直しは早急にできる可能性が高い

健康経営を推進しているため、経営層からのトップダウンで、体制の立て直しを指示してもらえる可能性がある

優先順位：4

4) アセスメントによって見えてきたA社

　以上のような過程を経て、A社に関する情報を整理・分析すると、働き方の急激な変化や多様化に伴う新たな課題として、次のような看護支援のためのポイントが見えてきました。

> ▶急遽導入された在宅勤務制度等の働き方の変化に伴い、対応や準備が不十分であり、業務量が増え、過重労働のリスクが続いている。
> ▶働き方の変化に適応できておらず、コミュニケーションも不十分となり、ストレスを感じている人の割合が増え、メンタルヘルス不調発生のリスクが高まっている。
> ▶生活習慣の変化に伴い、健康診断の有所見者が増えており、作業関連疾患の予防対策を強化する必要がある。
> ▶安全衛生体制はあるものの、急激な働き方の変化により十分に機能しているとはいえない状況となった。

　アセスメントツールを活用し、8つのコア項目と5つのサブ項目の視点で網羅的に情報収集を行い、くり返し多角的・系統的にアセスメントを行うことにより、状況の変化を捉え、それに応じた新たな課題が明らかになりました。また、強みも再認識することができ、総合的なアセスメントは、産業看護における支援の質を高めることにつながっていきます。

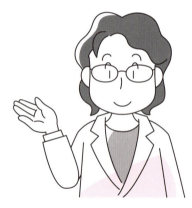

シートを使って
くり返しアセスメントを行うことで
状況の変化を捉え
新たな課題が明らかに！

事例2 中規模事業場B社（従業員100人以上）
健康経営を目指す中規模事業場をアセスメント

1）B社の概要

　B社は、創業1928年、先々代が繊維工場として発足させた化学品の原材料メーカーです。現在は、従業員110名の中規模企業となり、孫に当たる3代目の社長が経営しています。主力となる製品は自動車メーカーに卸しており、国内シェアは70％を占めています。そのほかにも界面活性剤などを製造し、さまざまなメーカーに卸しています。

　品質を優先し、安定した経営を展開していますが、従業員の高齢化、新入社員の離職、20代従業員のメンタルヘルス不調による休業などの問題が表面化し、経営者の健康への意識が高まっています。

　社長が取引先の会社から健康経営の話を聞き、企業イメージアップや採用に有利になる健康経営を推進しようとしています。嘱託産業医に相談したところ、産業看護職の雇用を勧められ、このたびはじめて週3日の勤務として、産業看護職Sさんが雇用されました。

　Sさんには、採用時に管理部長からメンタルヘルス施策や健康経営に力を注いでもらいたいと依頼がありました。

　新規に採用されたSさんは、雇用から3カ月、社長や人事・安全衛生担当、労働組合委員長などのキーマンとの会議や打ち合わせのみならず、職場巡視や食堂・ラウンジなどでの声かけなど積極的にコミュニケーションをとり、また、健康診断後の面談などの場面で情報収集を行いました。その情報をもとにB社のアセスメントを行い、今後の施策展開についての提案書を作成することにしました。その事例を示します。

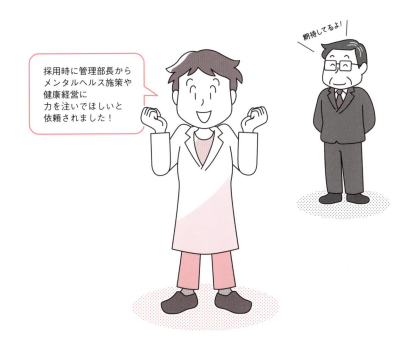

2）B社の大項目ごとのアセスメントツール記入例 ·······················

コア項目

大項目1　企業概要	記入日　20XX年X月X日

■ 社訓	常に高品質・高能率を追求し、製品を通じて社会に貢献する
■ 経営理念 ・ミッション ・ビジョン ・バリュー	行動指針（バリュー）：1. 挨拶をする　2. 課題に気づき、積極的に取り組む 　　　　　　　　　　　3. オープンマインド　4. 他者を尊重する 　　　　　　　　　　　5. 新しいことに果敢に取り組む
■ 経営戦略 ・企業戦略、事業戦略、機能別戦略	大企業の傘下となり、企業基盤の安定、事業拡大なども模索されているとのうわさはあるものの、業績は安定、新商品の開発に向けて研究所の強化なども図られている
・中長期計画、経営計画	経営計画はあるようだが、情報がつかめていない
■ CSR ・健康経営	ISO9001取得、品質向上に注力した経営を展開している 採用に有利で企業ブランドの向上が期待できる健康経営に積極的に取り組むよう社長の意向が示された　*思考過程1* 健康経営の宣言などもまだ出されておらず、取り組み自体は未着手　*思考過程1*
・環境経営	ISO14001取得も検討している
■ 沿革	1928年、先々代が繊維工業に関する薬剤を開発、製造販売
■ 組織 ・組織図 ・国内外拠点 ・事業グループ	（　）内は従業員数 社　長(1) 次　長(1) 管理部(5)　製造部(55)　生産管理部(10)　生産技術部(10)　研究所(18)　営業部(10) 国内1事業場　海外（マレーシア）に営業部が1拠点増える予定
■ 事業内容	化学品原材料製造（自動車部品材料、界面活性剤など。主力商品の自動車部品材料は国内シェア70％）
■ 資本金・資産総額	3億円
■ 従業員数	110名　うち派遣社員10名
■ 業績 ・売上高、営業利益、当期純利益 ・金銭以外で示される業績	売上高30億円（前年比プラス1.2％）

> **アセスメント**
> ・健康経営への取り組み推進が求められている　*思考過程1*
> ・経営は安定している　*思考過程1・2・3・4・5*
> ・健康経営の取り組みを通して、総合的な対策の推進が期待できる　*思考過程1・2・3・4・5*

大項目2　対象集団／組織概要

■ 組織 ・組織図 ・国内外拠点 ・組織運営	1事業場のみのため、「大項目1　企業概要」と同じ
■ 事業内容	
■ 事業計画 ・計画 ・目標	
■ 業績 ・売上高、営業利益、当期純利益 ・金銭以外で示される業績	

アセスメント

・「大項目1　企業概要」に同じ

大項目3　人員構成

■ 従業員数 ・性別 ・年代別	平均年齢：男性43.2歳　女性42.4歳　男女比8：2 20代：男性15名、女性5名　30代：男性10名、女性3名 40代：男性25名、女性6名　50代：男性25名、女性6名 60代：男性13名、女性2名
■ 人種・国籍 ・国籍別比率 ・使用言語	外国籍（ブラジル）の派遣社員　製造部に3名 使用言語　日本語
■ 職位 ・性・年代別構成	各部に部長1名、課長1名、12名が管理職 そのほか製造部・研究所に係長3名ずつ 管理職は全員男性 一般社員80名、派遣社員10名
・管理職1人当たりの従業員数	10.9人
■ 雇用形態 ・直接雇用の内訳とその他の従業員数	正社員90名、常勤嘱託社員10名、派遣社員10名 8割以上が正社員で、30代以降の中途退職がほとんどない
■ 職種 ・人員分布	管理部門（社長・次長を除く）5名、技術統括部門20名、製造部門55名、研究部門18名、営業部門10名
■ 生活形態 ・世帯	独居10名、家族同居100名（既婚者85名）
・要介護者の有無	要介護者を抱えている従業員はいるが、従業員ひとりで介護しているなどの状況はなく、相談などは現在なし
・通勤	100%車通勤　通勤時間：近い人で30分、遠い人で1時間

アセスメント

・平均年齢は40代で、生活習慣病の増加のリスクがある　*思考過程1・2・3*
・雇用は安定しており、30代以降は離職者は少ないが、若い世代の離職が以前と比較して増加している　*思考過程1*
・車通勤率100%で、健康年齢向上のために十分な運動量が確保されていないリスクがある
・外国籍の派遣社員が3名おり、人数は少ないがコミュニケーションなどの課題がないか確認の必要がある
・全体としては勤続年数も長い　*思考過程1・2・3・4・5*

大項目4　人事・労務・教育

■ 就業規則 ・就業時間	就業時間、時間外労働、休暇、休職、復職、退職、定年などについてすべて規程あり　＊思考過程1 就業規則は、入社時に全員に配布されており、社内共有フォルダ内で閲覧も可能
・時間外労働	繁忙期、新製品導入期などは月60時間近くなることもあるが、通常期は10時間程度　＊思考過程1
・休暇	法定の有給休暇のほか、誕生日休暇制度あり 育児休業は法定どおり、男性の取得実績はない
・休職、復職	病気による休職は1年 メンタルヘルス不調による休業の復職事例も1例あるが、その後離職
・退職、定年	昨年、定年年齢が2歳延長され、62歳となった その後70歳まで1年ごと更新嘱託契約あり
■ 人材活用・能力育成 ・社内公募、職種転換 ・社内教育、資格取得支援 ・留学 ・人材交流	各部でOJTを展開、必要な資格取得に熱心で、状況により職種転換も可能
■ 役職 ・役職体系 ・昇進・昇格制度	役職、昇進・昇格については規程があり、社内共有フォルダ内で閲覧可能 役職定年も、2年前に60歳から62歳に延長
■ 評価 ・評価体系	評価指標による目標達成型の評価体系で、上司との面談により評価される
・評価方法	
■ 給与 ・賃金体系	賃金規程は、職能、役職に応じた給与体系で、給与の10％が勤続年数に応じて加算され、人事評価に応じた賃金が決定される
・賃金形態	基本給に加え、通勤手当、住宅手当、扶養手当、資格手当が支給される
■ 雇用 ・雇用制度	2年前に役職定年、定年年齢が見直され、再雇用を希望すれば、産業医による健康診断を毎年受け、70歳まで就労可能 再雇用者は、基本的には定年時の部署で後輩の育成と技術伝承に注力する
・採用制度	毎年、5～8名の新卒採用があり、各部門に配属される　＊思考過程4 ここ数年は、20代の離職率が増加している　＊思考過程4
・異動制度	希望により、特性を考慮して部門を超えての異動が可能だが、人事異動は少ない
・退職制度	定年62歳、その後70歳まで1年ごとに更新可能な制度あり
■ 育児・介護支援 ・育児・介護支援制度	育児休業制度あり、最長1年 研究部門、管理部門の女性の取得が大半で、男性の取得実績はない 時短勤務などは、育児・介護休業法に沿った対応ができている　＊思考過程1
■ 母性保護 ・妊娠・出産支援制度	規程があり、過去3年で産前産後休業、育児休業取得、復職後時短勤務取得者は3名
・生理休暇	取得実績なし
・就業上配慮	妊娠中、休業が必要な場合は診断書の提出により、私傷病休業制度を利用　＊思考過程1

次ページに続く

■ 両立支援	
・治療と仕事の両立支援 ・出生時両立支援 ・介護離職防止支援 ・柔軟な働き方選択制度等支援 ・不妊治療両立支援 ・障がい者支援	病気休業制度のなかで治療中の時短勤務なども認められているが、利用者は現在なし　*思考過程1 育児休業制度は、育児・介護休業法に沿った対応ができている　*思考過程1

アセスメント

・20代の離職率が高くなっていることが企業の課題となっている　*思考過程4
・男性の育児休業利用がないなど、新しい就労環境への意識変革などが求められている　*思考過程1
・定年延長などの雇用状況の変更により、健康への意識が高まっている　*思考過程2・3
・育児休業、病気休業制度、両立支援などの各種制度が整備されており、長く就労することが可能である　*思考過程3

大項目5　文化

■ 労働組合	
・組織率	組織率90%　安全衛生委員会に組合代表が参加 会社から委託を受けて、各種同好会（卓球、バレーボール、釣り、囲碁、生け花）の事務局なども担当している 活動は活発 年に一度、家族も参加可能なふれあいイベントを開催している
・体制	
・労使協約	
・ナショナルセンター	
■ 職場風土 ・従業員満足度	従業員満足度調査などは実施されていない
・帰属意識	勤続15年を過ぎると離職はほとんどない
・職場活性度	周囲に隣接する企業などが少ないこともあり、他社交流は盛んでない
・コミュニケーションの特徴	若者にものを言わせない、古い体質の上司が一部いるが、それ以外はフレンドリー *思考過程4
・トップ方針理解度	トップ方針は絶対で、あまりものを言う風土はなく、従順な部下が多い
・チーム力	
・リーダーシップ	
・働きやすさ	
■ 文化体育活動 ・社内のクラブ	昼休みに卓球同好会、バレーボール同好会（労働組合主催）が練習している *思考過程3 各同好会には、一部会社補助もある様子、詳細不明　*思考過程3
■ 福利厚生 ・制度	社内に社員食堂があり、一食500円で昼食がとれ、とてもおいしいと従業員の間で評判がよい　*思考過程3
・施設	
■ 社内行事 ・企業・事業場・職場の行事	近隣住民を招待しての工場イベントを年1回行っていたが、コロナ禍を経て中止された

アセスメント

・従業員満足度調査などが実施されておらず、就労に関してどのようなニーズがあるか明確化されていない
　*思考過程3・4・5
・運動施策やイベント施策など労働組合の組織を活用できる可能性が高い　*思考過程3
・リスクマネジメントの観点から、一部、高圧的な管理職への再教育が必要である　*思考過程4
・社員食堂の人気が高く、社食を生かした活動展開が可能である　*思考過程3
・フレンドリーな関係性は、組織力向上を図るうえでの強みとなる　*思考過程4・5

第4章　集団／組織のアセスメントツール

大項目6　労働

■ 就業措置 ・就業措置	
■ 職場環境 ・作業環境 ・付帯設備	製造部の職場は夏は暑くて冬は寒いが、休憩室は冷暖房完備して改善してきている シャワー設備などがあり、終業後利用して帰宅できる 敷地内に喫煙所が1カ所あり、喫煙者はその喫煙所を就業時間内利用できる 喫煙率は、男性30％、女性8％　*思考過程2・3*
■ 仕事における支援体制 ・管理職のタイプ ・管理職と部下との関係 ・上司からの支援 ・同僚からの支援 ・社員からの情報（生の声） ・職場の雰囲気	一部高圧的な上司がいることが、従業員の生の声から聞かれる　*思考過程4* 職場の雰囲気はフレンドリーで、ストレスチェック上、上司の支援、同僚の支援も良好　*思考過程1・3・4*
■ 作業条件 ・フリーアドレス ・作業の特徴 ・保護具	有機溶剤（トルエン・キシレン）、特定化学物質（クロロフォルム）、酸（塩酸、硫酸）の取り扱いがある　*思考過程5* 作業手順書に則り、保護具の着用は確実に行われている　*思考過程5*
■ 作業内容 ・作業内容の種類とその人数	製造部、研究所は、業務・作業内容により、それぞれ3係に分かれている
■ 勤務状況 ・勤務制	交代勤務なし 製造部は、生産品種により徹夜勤務がある 徹夜勤務明けは2日間休みとなる
・勤務制度	コロナ禍より製造部以外は、リモート勤務が併用されるようになり、その後は基本出勤勤務 業務内容によっては、上司と相談のうえ、週1日程度の在宅勤務が許可されるようになったが、利用は研究所など一部の職場のみとなっている 在宅勤務利用率は低い
・出社率	
・残業状況	新製品導入などの際は月60時間程度の残業があるものの、通常では平均月15時間程度であるが、社長、次長、各部長などは遅くまで会社にいることが確認されている　*思考過程1・4*
・欠勤率	欠勤率0.13％　20代のメンタルヘルス不調による休業者が出て、3カ月後に復職したが、1年後離職した 20代における入社後5年未満の離職者がここ数年増加、経営者に問題意識がある
・有給休暇取得率	有給休暇取得率73％

アセスメント

・特殊健康診断対象となる業務があり、身体的健康に影響を及ぼすリスクがある　*思考過程5*
・製造部の作業現場は、暑熱寒冷などの環境を改善する必要がある　*思考過程5*
・在宅勤務などの制度の導入後、働き方に対する意識が変化した可能性があるが、確認されていない　*思考過程2・3・4*
・研究所はコロナ明け後も在宅勤務が継続されており、在宅での勤務環境における感覚器や整形外科的課題がないか確認していく必要がある　*思考過程5*
・完全分煙はできているものの、喫煙率は男性で全国平均より高い　*思考過程2・3*
・長時間残業はコントロールされているものの、経営者、部長以上の管理職の長時間在社が通例となっていることはリスクである　*思考過程4*
・20代の離職者が増加傾向にあり、会社として課題と認識している　*思考過程4*

大項目7　健康

■ 健康診断統計 ・法定健康診断	定期健康診断、特殊健康診断実施率100% 有所見率：肝機能34%　血中脂質40%　血圧40%　血糖12% 　　　　　40歳以上メタボ該当者35%　特定保健指導対象者32% 　　　　　特定保健指導実施率35% 精密検査率：不明　＊思考過程2
・行政指導による健康診断	情報機器作業者健康診断　有所見率20%
・企業ニーズに基づく健康診断	
■ 健康調査統計 ・生活習慣	運動習慣：週2日以上14%　週2日未満25%　ほとんどなし61% 　　　　　　　　　　　　　　　　　　　　　　　　＊思考過程3・5 喫煙率：男性30%、女性8%
・自覚症状	
・ストレス・心理的な負担	高ストレス状況：22% 職場診断結果：製造部112点　生産管理部106点　生産技術部110点 　　　　　　　研究所99点　営業部102点　＊思考過程4
・健康観、健康意識	健康度自己採点：100点満点中平均78点　ヘルスリテラシー測定未実施
・体力測定	過去実施なし　＊思考過程3
■ 健康保険組合との連携	事業場としてのデータヘルス計画への積極的関与はない
■ 要管理者統計 ・要管理者状況	要管理率：身体疾患35% 　　　　　（高血圧治療者35名、糖尿病治療者8名、脂質異常症治療者10名） 　　　　　精神疾患1%　＊思考過程2
・疾病	両立支援を必要とする疾病を抱えた従業員は現在なし　＊思考過程2
・休業	
・死亡	過去15年間、在職死亡なし
・障がい者統計	管理部　障がい者1名　障がい者雇用率0.9%

アセスメント
- 健康診断結果の有所見率が高く、事後フォローが十分でない　＊思考過程1・2
- メタボ該当者の割合も高く、特定保健指導実施率が低い　＊思考過程1・3
- 生活習慣においては、運動習慣獲得者が少ない　＊思考過程1・3・5
- 喫煙率は男性において全国平均より高く、今後の課題である　＊思考過程1・2・3
- ストレスチェックでは高ストレス者の割合が高く、職場診断では製造部のストレス度が高い　＊思考過程1・4
- 障がい者雇用率が法定を大きく下回っており、今後の雇用予定など確認する必要がある　＊思考過程1

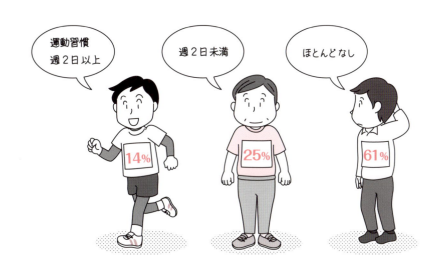

大項目8 安全衛生

■ 安全衛生規程	
・健康管理規程	健康管理規程が整備され、運用されている
・安全規程	
■ 安全衛生管理体制 ・組織	安全衛生委員会が組織化され、月1回開催されている　*思考過程1・3 事務局は管理部　*思考過程1・2・3・4・5 出席者は、社長、次長、管理部長、各部代表者1名、嘱託産業医、看護職 産業医からは、毎月巡視結果の報告とミニ講話が実施されている 産業医の来社は、メンタルヘルス不調による休業者の発生で月1回から月2回へ変更になった 産業医の勧めで3カ月前より看護職が雇用（週3日）され、活動が開始された 　　　　　　　　　　　　　　　　　　　　　　　　　　　　　　*思考過程1
・人材	管理部長が衛生管理者資格を取得し、衛生管理者として活動している 製造部長が安全管理者を務めている　*思考過程5
■ 安全衛生方針 ・基本方針	安全衛生の基本方針、年度方針が策定されている　*思考過程1・2・3・4・5
・中長期方針	策定されていない　*思考過程1・2・3・4・5
・年度方針	
■ 安全衛生活動 ・計画	安全衛生委員会は月に一度計画的に開催されている 産業医による職場巡視も同日に実施され、委員会で報告されている 衛生管理者による巡視は、毎週1回実施されている 年度計画が立案され、PDCAが回されている　*思考過程1・2・3・4・5
・実施	
・評価 ・改善	不休災害の報告が委員会で実施され、改善策などが検討されている　*思考過程5 ゼロ次予防的活動が見受けられない（社長・産業医合同巡視、ヒヤリハット報告など）　*思考過程5
■ 安全衛生教育 ・体系	有害業務に関する衛生教育：配置時、業務変更時などに100%実施している 1年前より全員対象のメンタルヘルス研修が行われ、1年に一度計画されている（ストレスチェック外注先）
■ 労働災害統計 ・労働災害発生状況	休業災害は発生してない　*思考過程5 不休災害（切傷など）は、年4件程度　*思考過程5
■ 危機管理 ・体制	事業継続計画（BCP）が策定されている 災害発生時連絡網が整備されている 年に2回、地震と火災を想定した防災訓練が実施されている
・ガイドライン	
■ 職場の要望・ニーズ	一部高圧的な上司の指導の仕方について従業員から不満の声がある 　　　　　　　　　　　　　　　　　　　　　　　　　　　　　　*思考過程4

アセスメント

・安全衛生委員会などの組織があり、基本方針や単年度計画を作成し、推進しているものの、中長期的視野に立った推進がされていない　*思考過程1
・メンタルヘルス不調による休業者発生をきっかけに全員対象のメンタルヘルス研修が行われるようになったが、さらに内容の充実などを検討する必要がある　*思考過程1・4
・生活習慣病や高年齢化に伴う予防教育など一次予防的な教育・研修が未実施である　*思考過程1・2・3
・一部高圧的な上司への不満が聞かれ、リスクマネジメントの観点から早急な対応が必要である　*思考過程4
・不休災害の発生があり、労働災害防止のためのゼロ次予防活動が必要である　*思考過程5
・企業全体の健康・安全に対する意識は高い　*思考過程1
・火災・地震などを想定した防災訓練が定期的に行われており、危機管理への意識を高める活動が実施されている
　　　　　　　　　　　　　　　　　　　　　　　　　　　　　　*思考過程5

【事例2】中規模事業場B社（従業員100人以上）

サブ項目

大項目1　行政

■ 行政の動向	
・事業に関連する政策	健康経営優良法人認定制度　中小規模法人部門　*思考過程1・5*
・労働に関連する政策	
・雇用政策	
・安全衛生政策	第14次労働災害防止計画（2023年4月）　*思考過程2・3・4*
・保健医療福祉政策	第4期特定健診・特定保健指導（2024年4月）　*思考過程2*
アセスメント	・健康経営優良法人認定制度が利用可能　*思考過程1* ・健康保険組合に協力し、特定健診・特定保健指導の推進により40歳以上の健康度向上が推進可能　*思考過程2*

大項目2　経済

■ 経済の動向	
・経済成長率	日経平均株価過去最高4万円を超える その後、アメリカの景気動向によりブラックマンデーを超える株価暴落がみられるなど、変動が大きい
・為替	過去最高の円安を更新　その後、日銀の為替介入や長期金利上昇により円高へ　変動が大きい
・貿易収支	
・失業率	若年労働者減少により市場は売り手市場　失業率2.6％横ばい　*思考過程4*
・業界の経済と動向	コロナ禍が明け、経済の活性化が見込まれる
アセスメント	・労働市場は売り手市場であり、優秀な若い労働者の雇用ならびに雇用継続は企業の大きな課題である　*思考過程1・4* ・経済の動向は、今後海外への事業場展開が再検討されるなど、施策に影響を及ぼす可能性が高い　*思考過程2*

大項目3　環境

■ 物理的環境	
・立地状況	山の中腹にあり、近隣には商業施設や娯楽施設等はなく、農家が点在している 高低差がある立地条件のなか、建物が点在している
・気象	
・天災	
・振動	
・騒音	
・地盤	
■ 化学的環境	
・悪臭	近隣への有害物流出がないかなど細心の注意を払っており、流出の報告はない
・大気	
・水質	
・土壌	

次ページに続く

「大項目3　環境」（続き）

■ 生物的環境 ・細菌	自然豊かな環境であるが、有害要因となる情報は得られていない
・ウイルス	
・虫	
・動物	
・植物	
■ 社会的環境 ・地域との関係性・ネットワーク	コロナ禍前は、年に一度事業場内に近隣住民を招待してイベントを行っていた
・治安	治安はよい

アセスメント
・周辺地域への環境管理が徹底されている　*思考過程5
・敷地を利用して従業員の健康向上施策が検討できる可能性がある　*思考過程2・3・4

大項目4　社会資源

■ ライフライン ・電気、ガス、上下水道	ライフラインは整備されている
■ 生活資源 ・商業施設	近くにはなく、車で30分程度のところにある
・娯楽施設	
・健康増進施設	
■ 保健医療福祉資源 ・保健機関	車で30分程度のところにある
・医療機関	
・福祉機関	
■ 産業保健サービス ・行政機関	車で30分程度のところにある
・外郭団体	
・私的機関	
■ 通信システム ・通信網	整備されている
■ 緊急対応システム ・防災体制	
・救急医療体制	車で30分程度のところにある　*思考過程2

アセスメント
・災害や緊急時への対応を整備しておく必要がある　*思考過程2・3・5
・通信、ライフラインなど通常ではすべて整っており、問題はないものの、事業場は周囲から離れており、おおむねすべての施設は車で30分の立地となっている

120　●【事例2】中規模事業場B社（従業員100人以上）

大項目5　交通

■ 交通状況
- 交通網 — 最寄り駅より車で30分程度
- 交通事情 — 従業員は全員車通勤、車通勤できない状況のときは他者の車に同乗して通勤

アセスメント
・自家用車での通勤のみが移動手段となっている　＊思考過程3・5
・私傷病で運転ができなくなると、就労できない状況が起こりうる　＊思考過程2・4・5
・災害時など自家用車が使用不能となった場合の対策が必要である　＊思考過程2・3・4・5

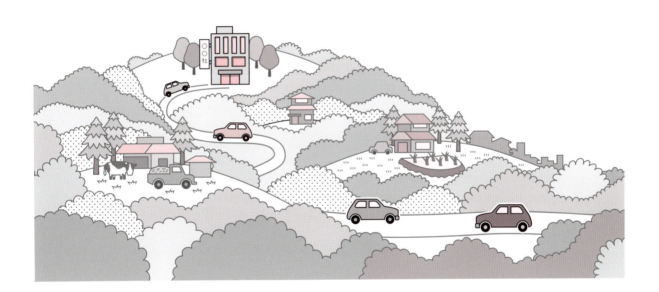

3）B社の総合アセスメントへの思考過程

　大項目ごとのアセスメントで導かれた健康課題・強みの1つに焦点を当て、他の大項目の
なかから関連する情報・アセスメントを確認し、統合していきます。

　大項目をまたいで全体像をつかみ、課題・強みに焦点を当て、アセスメントした結果から
B社の総合アセスメントを導きます。

　右ページに示した図14の「思考過程1」を例に、その思考過程を説明します。

　ここでは、「コア項目1　企業概要」でアセスメントした「健康経営への取り組み推進が求
められている」というB社の健康課題を統合してみることにしました。

　「コア項目1　企業概要」では、経営が安定しており、品質向上などにも注力していること
が確認でき、さらなる企業の発展のために健康経営の推進が望まれていることがわかりま
す。「コア項目3　人員構成」では、平均年齢40代で生活習慣病増加のリスクのある集団であ
ること、「コア項目7　健康」では健康診断結果の有所見率が高く、フォローが十分でない状
況や特定保健指導の実施率の低さ、運動習慣獲得者の低率や男性喫煙率の高率など、健康経
営に関連するB社の健康課題そのものや障がい者雇用などの課題が見えます。

　また、「コア項目8　安全衛生」では、その対策や中長期的計画・目標管理が不十分である
こと、「コア項目3　人員構成」「コア項目4　人事・労務・教育」では、企業の制度が整ってい
て雇用も安定しており、健康経営への素地はあるものの、男性の育児休業制度の利用がない
など、新しい就労環境への意識改革が必要なことが見えてきます。

　そして、「サブ項目1　行政」で健康経営に関連する行政施策の情報、「サブ項目2　経済」で
経済環境を確認します。

＊

　これらのアセスメントを統合し、総合アセスメントを導きます。

　その結果、「思考過程1」で得られた総合アセスメントによって浮き彫りになったB社の
課題は、以下のとおりです。

【B社の健康課題】

・経営者から健康経営推進の意向が示されているが、経営者による健康経営宣言、推進体制、推進計
　画などは未整備の状況である。
・安全衛生対策も連動して中長期的視野に立ち、全体を検討・推進し、PDCAを回していく必要が
　ある。
・健康経営を目指すには、人事課題の働き方改革の推進も重要であり、安全衛生の課題ともあわせ
　て、戦略的に課題解決していく必要がある。

　また、この「思考過程1」で明らかになった強みとして、以下を導きました。

【B社の強み】

・経営者から健康経営推進の意向が示されていること。
・安全衛生委員会の組織や事務局である管理部、労働組合の活動もフレンドリーな風土のなか活発
　で、産業看護職の雇用を進言してくれた産業医も協力的であること。

【事例2】中規模事業場B社（従業員100人以上）

以上のように、解説した「思考過程1」と同様の思考過程で、その他にも焦点を当てた大項目アセスメントごとに情報・アセスメントを統合し、総合アセスメントを導いていきます。次ページ以降では、「思考過程1」と同様に、それぞれ「思考過程2」「思考過程3」「思考過程4」「思考過程5」と、4例の統合の過程を確認できます。

　最後に、健康課題・強みの重大性（影響の範囲と程度）と緊急度の視点から、優先度の高さを判断します。そして、実現可能性も踏まえて最終的に優先順位を決定します。優先順位は次のようになりました。

　B社の事例では、経営者からの依頼である「思考過程1」の総合アセスメントを優先順位1とし、離職問題や職場への影響も大きいメンタルヘルスの課題である「思考過程4」の総合アセスメントを優先順位2に、重症化予防をしっかり実施したあとに一次予防を展開すべく、「思考過程2」の総合アセスメントを優先順位3、「思考過程3」の総合アセスメントを優先順位4、そして、労働災害防止のゼロ次予防として重要な「思考過程5」の総合アセスメントを優先順位5としました。

図14 ● B社の総合アセスメントへの思考過程

思考過程1

優先順位

大項目アセスメントで焦点を当てた健康課題・強み

- コア項目1 企業概要
  - 健康経営への取り組み推進が求められている

左記に関連する情報・アセスメントの統合
＊項目別シートに「思考過程1」と記載されている情報・アセスメントを参照

- コア1 企業概要
- コア3 人員構成
- コア4 人事・労務・教育
- コア6 労働
- コア7 健康
- コア8 安全衛生

- サブ1 行政
- サブ2 経済

総合アセスメント1

健康課題：経営者から健康経営推進の意向は示されているが、経営者による健康経営宣言、推進体制、推進計画などは未整備の状況である

安全衛生対策も連動して中長期的視野に立ち、全体を検討・推進し、PDCAを回していく必要がある

健康経営を目指すには、人事課題の働き方改革の推進も重要であり、安全衛生の課題ともあわせて、戦略的に課題解決していく必要がある

強み：経営者から健康経営推進の意向が示されていることは、安全衛生対策を総合的に推進していくうえで大きな強みである

安全衛生委員会の組織や事務局である管理部、労働組合の活動もフレンドリーな風土のなか活発で、産業看護職の雇用を進言してくれた産業医も協力的である

1

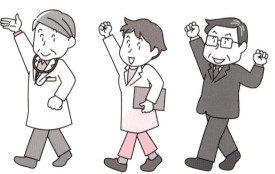

強みを生かして
健康経営を推進！

図14 ● B社の総合アセスメントへの思考過程（続き）

思考過程2

優先順位

大項目アセスメントで焦点を当てた健康課題・強み

● コア項目7 健康
・健康診断結果の有所見率が高く、事後フォローが十分でない

左記に関連する情報・アセスメントの統合
＊項目別シートに「思考過程2」と記載されている情報・アセスメントを参照

● コア1 企業概要
● コア3 人員構成
● コア4 人事・労務・教育
● コア6 労働
● コア7 健康
● コア8 安全衛生

● サブ1 行政
● サブ2 経済
● サブ3 環境
● サブ4 社会資源
● サブ5 交通

総合アセスメント2

健康課題：健康診断は従業員の100%が受診しており、問診票から要管理率なども把握できるが、精密検査などの実施率が把握できていない

平均年齢が高く、雇用延長されたことを考えると、重症化予防策は重要であり、健康経営の面からも数値的管理、適切な施策が重要となる

強み：雇用延長から従業員の健康意識が高まっており、健康経営の面からも重要な施策であるため、企業の後押しも受けられる可能性が高い

事業場近くには社会資源は少ないが、そのぶん全員が車通勤で、自宅近くに週末などに利用できる資源がある

3

思考過程3

大項目アセスメントで焦点を当てた健康課題・強み

● コア項目7 健康
・生活習慣においては、運動習慣獲得者が少ない

左記に関連する情報・アセスメントの統合
＊項目別シートに「思考過程3」と記載されている情報・アセスメントを参照

● コア1 企業概要
● コア3 人員構成
● コア4 人事・労務・教育
● コア5 文化
● コア6 労働
● コア7 健康
● コア8 安全衛生

● サブ1 行政
● サブ3 環境
● サブ4 社会資源
● サブ5 交通

総合アセスメント3

健康課題：生活習慣病の要管理率が高く、平均年齢も40歳を超えている。対策に力を入れていく必要がある

70歳まで元気に働くことを多くの従業員が望み、それを企業も求めているので、生活習慣病予防対策に力を入れる必要がある

それが、従業員のヘルスリテラシー向上、組織集団の健康度の向上、健康経営の実践につながっていく

男性の喫煙率が30%と高い

強み：安全衛生委員会、労働組合の組織力、フレンドリーな関係性、社員食堂への満足度などは、生活習慣病予防施策推進の大きな強みとなる

特定保健指導などの実施率向上などの施策は、企業や健保の貢献も大きい

全員が車通勤など環境が一律なことも、さまざまなケースの施策の検討が不要で、やりやすい
課題が明確で施策展開がしやすい

4

124 ●【事例2】中規模事業場B社（従業員100人以上）

思考過程4

大項目アセスメントで焦点を当てた健康課題・強み
- コア項目7 健康
  ・ストレスチェックでは高ストレス者割合が高く、職場診断では製造部のストレス度が高い

左記に関連する情報・アセスメントの統合
*項目別シートに「思考過程4」と記載されている情報・アセスメントを参照
- コア1 企業概要
- コア3 人員構成
- コア4 人事・労務・教育
- コア5 文化
- コア6 労働
- コア7 健康
- コア8 安全衛生
- サブ1 行政
- サブ2 経済
- サブ3 環境
- サブ5 交通

総合アセスメント4

健康課題：メンタルヘルス不調による休業率は高くないものの、休業、復職、離職などの事例は周囲に大きな影響を与えた

古い体質の上司の存在もリスクマネジメントの観点から懸念され、メンタルヘルス一次予防活動が十分に実施されていない

若年者の離職者が増加傾向である主な原因は、ストレスチェック集団分析や従業員満足度調査なども実施されておらず、実態が明確化されていない

若年者の働きやすい環境を整えていく働き方改革の推進が十分でない

強み：在職年数が長く、フレンドリーな文化が根底にあり、コミュニケーション強化はしやすい可能性が高い

労働組合や安全衛生委員会などの組織を利用して、施策展開ができる可能性が高い

会社は産業看護職を雇用し、予防推進を望んでいる

優先順位：2

思考過程5

大項目アセスメントで焦点を当てた健康課題・強み
- コア項目8 安全衛生
  ・不休災害の発生があり、対策の継続が必要である

左記に関連する情報・アセスメントの統合
*項目別シートに「思考過程5」と記載されている情報・アセスメントを参照
- コア1 企業概要
- コア3 人員構成
- コア5 文化
- コア6 労働
- コア7 健康
- コア8 安全衛生
- サブ1 行政
- サブ3 環境
- サブ4 社会資源
- サブ5 交通

総合アセスメント5

健康課題：従業員の平均年齢の高齢化などを見据え、労働災害防止の活動は必須である

重大災害は発生していないが、小さい災害の報告がされている

ヒヤリハット報告などがなされていない

強み：品質第一主義の社訓などから、労災に対しても意識の高い組織であることがうかがえる

安全衛生委員会などの会議体を利用することが可能

有害業務に対する安全教育などがきちんと行われており、意識が高い

優先順位：5

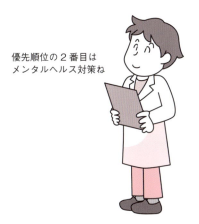

優先順位の2番目はメンタルヘルス対策ね

4) アセスメントによって見えてきたB社

　以上のような過程を経て、B社に関する情報を整理・分析すると、B社について次のような看護支援のためのポイントが見えてきました。

> ▶ トップダウン方式の健康経営を人事・安全衛生担当などと連携し、戦略的に推進していく必要がある。
> ▶ メンタルヘルス対策を体系化し、年代別の課題に合った一次予防策を展開する必要がある。
> ▶ 健康経営の後押しにもなる重症化予防対策を推進していく必要がある。
> ▶ 最長雇用年齢70歳まで健康な現役生活を視野に、生活習慣病予防策を充実する必要がある。
> ▶ 従業員の平均年齢の高齢化などを見据え、ゼロ次予防、一次予防の労働災害防止対策が重要である。

　アセスメントシートを使い、多角的・系統的なアセスメントを行うことにより、課題に関連する状況が明らかになりました。また、強みも認識することができ、総合的なアセスメントは、産業看護支援の質を高めることにつながっていきます。

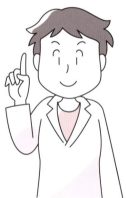

総合的なアセスメントは産業看護支援の質を高めることにつながります

事例3 中規模事業場C社（従業員100人未満）
事業再編によりメンタル不調者が発生した地元企業をアセスメント

1) C社の概要

　中小規模事業場の産業保健レベルは実に多様です。大企業の傘下にある事業場では、中小規模であっても本社の高い水準で産業保健サービスが提供されているところもあり、単に事業場の規模から産業保健レベルを推し量ることはできません。そのため、導入時のアセスメントが重要になってきます。また、中小規模事業場には看護職が置かれているところは少なく、看護職がサポートに入る場合には、ほとんどが立ち上げからの関わりとなるため、全般にわたるアセスメントが必要不可欠となります。

　事例に示されたC社は、古くからある地元企業です。大企業との資本関係はなく、中規模事業場のなかでも従業員68名と、規模は小さいながら業績は好調で、優良企業として人気が高く、地元はもちろん、他県の大学、大学院からの採用もあります。

＊

　C社には、嘱託産業医が月1回勤務していますが、最近メンタルヘルス不調による休業者が2名発生したことから、今回はじめて看護職によるサポートが取り入れられることになりました。看護職も外部機関の所属で、週1回の少ない勤務です。そこで、限られた時間のなかで個人への健康支援とC社のアセスメントを同時に行うことができる全員面談から着手しました。

　全員面談を通して、経営統合によって労働環境が変わり、仕事の内容も大きく変化したこと、特に休業に至った2名が所属する総務人事課、情報システム課では、新しい体制への対応に追われて残業時間が増えており、業務負荷が大きくなっていたことがわかりました。そこを支えるC社のメンタルヘルスを含む安全衛生活動の状況についてアセスメントを進めた結果、全社体制でしっかり取り組んでいる「安全活動」とは対照的に、立ち遅れている「衛生活動」の現状が見えてきました。

　看護職がサポートに入り、今後、C社の安全衛生活動をどう支援するのか、総合アセスメントから支援の方向を整理することができました。

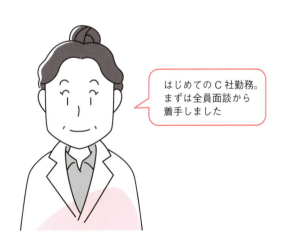

はじめてのC社勤務。まずは全員面談から着手しました

2）C社の大項目ごとのアセスメントツール記入例 ・・・・・・・・・・・・・・・・・・・・・・・・・・・・・・・・・・・・・

コア項目

大項目1 企業概要	記入日　*20XX*年*X*月*X*日
■ 社訓	
■ 経営理念 ・ミッション ・ビジョン ・バリュー	*天然資源の生産・販売を通じ、環境、社会との共生を図りながら、人々の健康と快適で豊かな社会の実現に貢献する*
■ 経営戦略 ・企業戦略、事業戦略、機能別戦略	*地域社会に欠くことができない総合エネルギー事業者として、快適で豊かな生活の実現に貢献し、暮らしと経済を支える*
・中長期計画、経営計画	*好調なエネルギー市況と天然資源の生産量の増加により、経営計画目標を上方修正。業績は好調*
■ CSR ・健康経営	*健康経営への取り組みはなされていない*
・環境経営	*SDGsの目標も取り入れた「品質・環境方針」を策定し、環境負荷の軽減に積極的に取り組んでいる* *天然資源の採掘現場の海岸ゴミ拾いを毎年実施している*
■ 沿革	*本社は創業90年の地域に根ざす天然エネルギー資源会社である。大手企業との資本関係はなく、地元で創業した地元企業である* *2年前にC社を含む4つの関連企業がグループとして統合された*　***思考過程3***
■ 組織 ・組織図	本　社 C　社　／　グループ企業　／　グループ企業　／　グループ企業 天然資源の生産・販売　　開発・生産管理　　営業・販売　　工事メンテナンス *C社を除く3つのグループ企業は本社と同敷地内にある* *C社は本社から10kmほど離れた隣町に位置する*
・国内外拠点 ・事業グループ	*国内に本社とグループ企業4社。国外拠点はない*
■ 事業内容	*天然資源の生産・販売*
■ 資本金・資産総額	*8000万円*
■ 従業員数	*68名*
■ 業績 ・売上高、営業利益、当期純利益	*年商　39億円（前期28億円）*
・金銭以外で示される業績	

アセスメント
・*本社は創業90年。天然資源が豊富に埋蔵される地域に位置し、古くから天然資源の生産・販売関連事業を行っている*
・*業績は好調で、地元では優良企業として名高い*
・*C社は関連企業3社と2年前に経営統合をし、グループ企業となり、労働環境が大きく変化した*　***思考過程3***

128 ●【事例3】中規模事業場C社（従業員100人未満）

大項目2　対象集団／組織概要

■ 組織 ・組織図 ・国内外拠点 ・組織運営	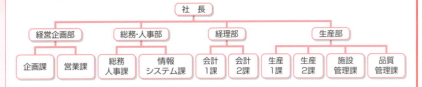 国内拠点1カ所のみ。海外拠点なし。グループ企業として本社から100％の出資を受け、独立採算制で経営されている グループ内で人事労務管理、情報システムが統一され、規程やシステムの改修業務で担当者に大きな業務負荷がかかった
■ 事業内容	天然資源製品の生産・販売
■ 事業計画 ・計画 ・目標	新たな技術の研究開発、効率的な生産プロセスの構築
■ 業績 ・売上高、営業利益、当期純利益 ・金銭以外で示される業績	当期純利益　15億円

アセスメント
・豊富な地下天然資源の安定供給により業績は右肩上がりに伸びている。国のエネルギー施策も追い風となり、ここ数年は特に業績が好調である
・グループ内で人事労務管理、情報システムが統一され、規程やシステムの改修業務で担当者に大きな業務負荷がかかった　＊思考過程3
・産業看護職は総務人事課に所属し、課長は労務管理を主とし、メンタルヘルスの知識や経験が少ないが、部長は知識・経験とも豊富である。部課長ともメンタルヘルス対策に取り組む必要性を認識し、産業看護職に専門的支援を求めている　＊思考過程1・2・3

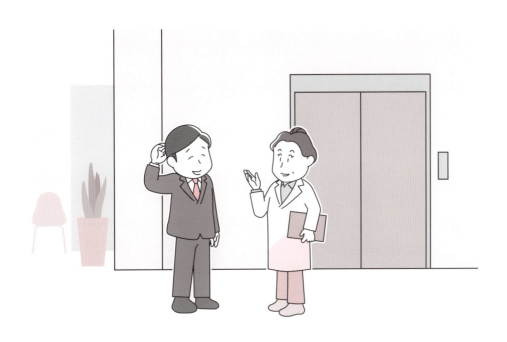

大項目3　人員構成

■ 従業員数 ・性別 ・年代別	従業員数：68名　平均年齢：42.1歳 男性55名（10代5名、20代5名、30代8名、40代17名、50代16名、 　　　　　60代4名） 女性13名（10代2名、20代1名、30代1名、40代3名、50代3名、 　　　　　60代3名）
■ 人種・国籍 ・国籍別比率 ・使用言語	全員日本国籍 日本語
■ 職位 ・性・年代別構成 ・管理職1人当たりの従業員数	社長 — 間接部門／直接部門 間接部門：経営企画部10名（企画課5名、営業課5名）、総務・人事部8名（総務人事課4名、情報システム課4名）、経理部7名（会計1課4名、会計2課3名） 直接部門：生産部43名（生産1課18名、生産2課16名、施設管理課5名、品質管理課4名） 男性が8割を占め、管理職は全員男性
■ 雇用形態 ・直接雇用の内訳と 　その他の従業員数	全員直接雇用（うちパート社員3名） 産業看護職1名　非常勤（週1回2.5時間　月4回）業務委託契約　総務人事課に所属する　*思考過程2
■ 職種 ・人員分布	直接部門：43名　間接部門：25名　直間比＝6：4 生産部の技能職は地元の高校卒業者、間接部門のなかには大学を卒業した他県出身の従業員もいる
■ 生活形態 ・世帯	一人暮らし：11名（うち単身赴任1名） 家族と同居：57名（うち地元の実家暮らし30名　実家近くにマイホーム19名　他地域から家族と転入8名）
・通勤	9割が車通勤。全員近隣地域から、通勤時間平均20～30分

アセスメント
- 男性が8割を占め、管理職は全員男性。女性管理職の登用がない点で男女雇用機会が後進的。地元出身者が多く、同窓生など古くからつながりのある従業員が多い。生産部の技能職は地元の高校卒業者、間接部門のなかには大学を卒業した他県出身の従業員もいる
- 地元出身者は、親と同居、または親の所有する土地にマイホームを建てるなど、経済や子育ての面で親のサポートを受けている従業員が多い
- 今回はじめて配置された看護職、産業医は総務人事課に所属する　*思考過程1・2

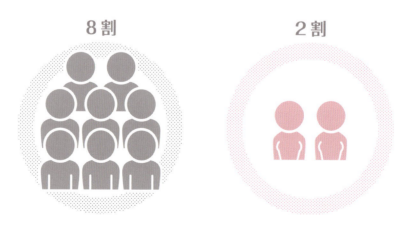

8割　　　2割

大項目4　人事・労務・教育

■ 就業規則 ・就業時間	日勤（間接員）8：30〜17：00　　生産部（直接員）は月2回の当直がある
・時間外労働	労使協定により間接部門は残業は10時間以内としているが、企業統合により総務、情報システム担当者は業務が大きく変わって残業が増え、月10時間を超えている　***思考過程2・3***
・休暇	年間休日122日
・休職、復職	病気欠勤は90日間（100％給与支給）。これを超えた場合は休職となる（給与支給なし、健保の傷病手当金） 休職期間は勤続年数による 1年未満：3カ月、5年未満：1年、10年以上：2年 復職は主治医、産業医の就業可能判断をもとに事業場（総務・人事部長）が決定
・退職、定年	60歳定年。65歳までの再雇用制度あり。従業員のほとんどが再雇用で65歳まで働いている 業績が伸びたことにより、次年度から65歳定年に引き上げがなされる
■ 人材活用・能力育成 ・社内教育、資格取得支援	安全教育は実施されているが、衛生教育やメンタルヘルス教育は実施されていない
■ 役職 ・役職体系 ・昇進・昇格制度	社長、部長、課長、チームリーダー 昇進は年功序列 課長職は40代、部長職は50代以上
■ 評価 ・評価体系 ・評価方法	従業員の評価　業績評価・行動評価：目標管理、自己評価、上司評価 管理職の評価　多面評価（従業員が評価者） 組織　社員満足度調査
■ 給与 ・賃金体系 ・賃金形態	基本給 残業手当、通勤手当、家賃補助、深夜業手当（生産部の当直者） 月給制　年2回賞与（業績好調につき賞与がアップした）
■ 雇用 ・雇用制度 ・採用制度 ・異動制度 ・退職制度	再雇用（60歳以上）　4名 本社からの出向（部課長）　4名 キャリア採用（薬剤師）　1名
■ 育児・介護支援 ・育児・介護支援制度	介護休業：最大で93日（初回は93日を超えて1年）まで取得可能 時差出勤：始業時間を7：30〜10：00の間で設定可能 短時間勤務制度：3年間、勤務時間を最少5時間まで短縮可能 介護休暇：年間5日（対象家族が2人以上の場合は10日）まで取得可能 育児休業・パパ・ママ育休：法定どおり
■ 母性保護 ・妊娠・出産支援制度 ・生理休暇 ・就業上配慮	法定どおり 産前休業は出産予定日の6週間前、産後休業は出産の翌日から8週間 就業上配慮は、母性健康管理指導事項連絡カード、診断書の提出があった場合は、産業医から意見聴取を行う
■ 両立支援 ・治療と仕事の両立支援 ・出生時両立支援 ・介護離職防止支援 ・柔軟な働き方選択制度等支援 ・不妊治療両立支援 ・障がい者支援	介護休業、時短勤務などの介護、通院、子育てに配慮した制度が整っている 働き方選択、不妊治療両立支援は未整備 障がい者支援　対象者1名

アセスメント

・人事労務制度については法定どおりに整備されている
・昇進は年功序列であり、管理職の年齢は高い（課長職は40代、部長職は50代以上）
・時間外労働は月10時間以内としているが、企業統合によりシステムや規程が変わり、総務人事課、情報システム課の残業が増えており、月10時間を超えている　***思考過程3***
・安全教育は実施されているが、衛生教育やメンタルヘルス教育は実施されていない　***思考過程1・2・4***

大項目5　文化

■ 労働組合 ・組織率 ・体制 ・労使協約 ・ナショナルセンター	*労働組合が組織され、役職者以外は全員加入している。会社への発言力は強い 専従者は置かれていない。執行部（委員長、書記長、職場代表）は兼任 36協定を含む労働基準法15協定を締結している*
■ 職場風土 ・従業員満足度	*毎年ポイントを上げており、満足度は年々高くなっている*
・帰属意識	*離職率は低く、定年～定年再雇用と勤続年数が長い従業員が多い*
・職場活性度	*ワークエンゲージメントの調査は行われていない*
・コミュニケーションの特徴	*地元出身者が多く、コミュニケーションは活発である*
・トップ方針理解度	*トップとの心理的な距離が近く、方針の浸透度は高い*
・チーム力	*チーム力を高める目的で、小集団活動、改善活動が全職場で行われている*
・リーダーシップ	*課長昇格時に社外のリーダー研修を受けている*
・働きやすさ	*従業員満足度は年々上がっており、全員面談では働きやすい会社との声が多数あった*
■ 文化体育活動 ・社内のクラブ	*部活動は非常に活発である。従業員が自由に部活動を設立でき、年間10万円の活動費が支給される 現在、野球部、テニス部、登山部、ランニング部があり、本社のグラウンド、体育館、テニスコートを利用できる。園芸部もあり、敷地内の畑で野菜、果物を栽培し、雑草除去のためにヤギを飼育している*
■ 福利厚生 ・制度 ・施設	
■ 社内行事 ・企業・事業場・職場の行事	*毎年末に近隣のリゾート施設を貸し切り、従業員家族に開放している グループ全体で県内ホテルでの忘年会が開催され、従業員の出席率は高い 健康診断、ストレスチェックが会社行事として位置づけられている　＊思考過程1*

アセスメント

・文化レクリエーション活動はグループ全体で活発に行われている。体育館、グラウンド、テニスコート、社員倶楽部（厚生施設）など社有施設も充実し、環境が整備されている。福利厚生も手厚く、従業員満足度は高い
・事業場全体がフレンドリーであり、看護職に対して歓迎ムードがあり、コミュニケーションがとりやすい。総務人事課とのコミュニケーションも円滑であり、連携がとりやすい　＊思考過程2・3
・健康診断、ストレスチェックが社内行事となっており、安全活動と並ぶ衛生活動に位置づけられていない　＊思考過程1

大項目6　労働

■ 就業措置 ・就業措置	現在、就業措置がついている従業員はいない
■ 職場環境 ・作業環境 ・付帯設備	法定どおり作業環境測定がなされている。事業場内すべて管理区分1
■ 仕事における支援体制 ・管理職のタイプ ・管理職と部下との関係 ・上司からの支援 ・同僚からの支援 ・社員からの情報（生の声） ・職場の雰囲気	役員、管理職に対して肩書をつけず、全員「さん」づけで呼んでいる。部下の生の声として、上司に対して「優しい」「面倒見がよい」との声が多い 小規模の事業場なので全員お互いのことをよく知っており、心理的距離が近い 労働環境の変化によりメンタル休業者が発生したが、ストレスチェックの集団分析（上司支援、同僚支援）の確認が行われていない　＊思考過程2・3
■ 作業条件 ・フリーアドレス ・作業の特徴 ・保護具	原材料の採掘現場は海岸にあり、夏は熱中症リスクが高い。送風ジャケットを着用している 間接員は席が固定されており、職場単位で「島」をつくっている
■ 作業内容 ・作業内容の種類とその人数	直接員は作業服（夏季は送風ジャケット）、ヘルメットを着用している 化学物質取り扱い時は、手袋、マスク、保護メガネの着用が徹底されている 現場作業：原材料採掘現場の保守点検（18人）、製造作業（24人）
■ 勤務状況 ・勤務制	
・勤務制度	介護休業、時短勤務などの介護、通院、子育てに配慮した制度が整っている
・残業状況	労使協定により月10時間までの残業となっている グループ企業となってから、総務人事課、情報システム課の残業時間が月10時間を超えている　＊思考過程2・3
・欠勤率	欠勤率3% 現在、メンタル疾患による休業者が2名いる（総務人事課・情報システム課） ＊思考過程2・3
・有給休暇取得率	法定100%取得

アセスメント
・労働環境、制度は法定水準以上に整っている
・社長含め役職名をつけず、全員「さん」づけで呼び合っている。役職者と従業員の心理的距離が近く、自由な社風である
・2名の休業者は総務と情報システム担当者である。グループ企業となり、仕事の内容が大きく変わり、時間外労働が増えたことから業務負荷が上がったことがうかがえる　＊思考過程2・3

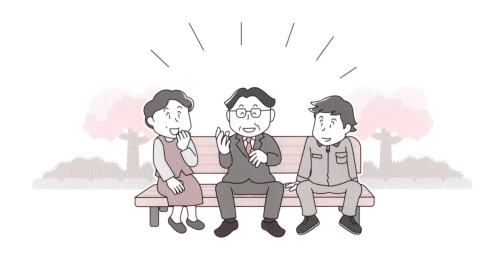

大項目7　健康

■ **健康診断統計** ・法定健康診断 ・行政指導による健康診断 ・企業ニーズに基づく健康診断	一般健診（定期、雇用時）受診率100% 特殊健診（有機溶剤、特定化学物質）受診率100% 人間ドック（40歳以上・半額健保助成・定期健診代用可）受診率60%
■ **健康調査統計** ・生活習慣	健診時の問診データから収集：運動習慣なし6割、改善を要する食習慣（朝食欠食・遅い夕食・間食・飲酒）5割　＊**思考過程4**
・自覚症状	
・ストレス・心理的な負担	ストレスチェックを年1回実施している。全員Web。受検率97% 実施者は産業医、安全衛生委員会事務局 高ストレス者13名。休業に至った2名はいずれも高ストレスであった <div align="right">＊**思考過程2**</div>高ストレス者には、総務人事課より産業医面談を案内しているが、面談希望者はゼロ。産業医面談希望なしの高ストレス者に対するフォロー体制はない <div align="right">＊**思考過程2・3**</div>集団分析はシステムから集計されるが、職場環境改善活動に活用されていない <div align="right">＊**思考過程1・2**</div>休業者2名の総務・人事部の集団分析から、仕事の量・質、上司支援、同僚支援のストレス度が高く出ている　＊**思考過程1・2**
・健康観、健康意識	全員面談を通し、健康診断結果を見ていない、見方がわからない、自覚症状がなければ受診しない、信頼性の低い健康情報を鵜呑みにするなど、健康リテラシーの低さが観察された　＊**思考過程4**
・体力測定	実施なし
■ **健康保険組合との連携**	健康保険組合と事業場との連携体制は確立されていない 健康保険組合が実施する特定保健指導、特定健診の受診勧奨は、事業場を介さず直接本人に通知されるため、事業場は把握していない　＊**思考過程4**
■ **要管理者統計** ・要管理者状況	健診結果の要受診者17名のうち、未受診者10名　＊**思考過程4**
・疾病	健康診断結果データから今後、収集可能 健康保険組合のレセプト集計情報の提供はない（コラボヘルス）　＊**思考過程4**
・休業	メンタル疾患で2名休業中。職場復帰支援の体制が未整備である　＊**思考過程2**
・死亡	過去5年間なし
・障がい者統計	身体障がい者　1名（内部障がい）

アセスメント

・法定健診、ストレスチェックは法定どおりに実施されているが、事後対応が不十分。健康診断においては事後指導が行われていない　＊**思考過程2・4**
・ストレスチェックにおいては、高ストレス者へのフォロー体制、集団分析から職場環境改善につなげる仕組みがない
＊**思考過程2**
・健診事後管理が不徹底であり、今後、要管理者のフォローを徹底する必要がある。加えて健康教育で情報提供を行い健康リテラシーを上げる個人・集団に対する健康支援が必要である　＊**思考過程1・4**
・2名の休業者に対して休職制度は整っているが、職場復帰支援がなされていない。職場復帰プログラムも未整備
＊**思考過程2**
・これらの健康課題に対して、C社は看護職に支援を期待している　＊**思考過程1・2**

大項目8　安全衛生

■ 安全衛生規程 ・健康管理規程 ・安全規程	本社の安全健康管理規程に準じる。本社規程は国の労働安全衛生法に準じた内容となっている
■ 安全衛生管理体制 ・組織 ・人材	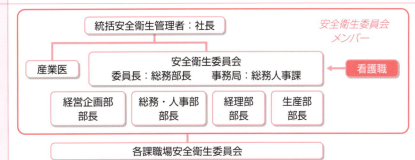
■ 安全衛生方針 ・基本方針	安全第一を基本とし、事故・労災ゼロの達成と環境に配慮した事業活動を推進 従業員の安全衛生意識、環境意識の向上を図る 事業活動において、遵法および定められた手順での作業を行う 衛生活動については基本方針のなかで言及されていない　*思考過程1*
・中長期方針 ・年度方針	安全第一を基本方針とし、事故・労災ゼロの達成と環境に配慮した事業活動を行っている
■ 安全衛生活動 ・計画 ・実施 ・評価 ・改善	安全衛生委員会が組織されており、総務人事課が事務局となっている。統括安全衛生管理者は社長、産業医はオブザーバーとして毎月出席している　*思考過程1* OSHMSが導入されており、安全活動は組織的な推進体制があるが、衛生活動はOSHMSに位置づけられておらず、健康診断、ストレスチェックは会社行事となっている　*思考過程1* 心の健康づくり計画は策定されておらず、メンタルヘルス対策が不十分である　*思考過程1* 産業医は月1時間の訪問のなかで、産業医面談、巡視、安全衛生委員会への出席を主とし、OSHMS全体への積極的な関わりはない
■ 安全衛生教育 ・体系	法定安全教育は実施しているが、衛生教育は実施していない　*思考過程1*
■ 労働災害統計 ・労働災害発生状況	過去10年間、転倒骨折事故以外の労災は発生していない
■ 危機管理 ・体制	緊急連絡網、災害時の安否確認システム導入、災害時におけるBCP計画（事業継続計画）が策定されている
・ガイドライン	
■ 職場の要望・ニーズ	総務・人事部は2名の休業者の職場復帰を望んでおり、看護職に専門的支援を期待している　*思考過程1*

アセスメント

- 衛生活動が立ち遅れている　*思考過程1*
- 総務人事課が主管となり、安全活動を積極的に推進しているが、衛生活動は健康診断とストレスチェックの実施にとどまり、OSHMSのなかに位置づけられていない　*思考過程1・2*
- 産業医は月1時間の訪問のなかで、産業医面談、巡視、安全衛生委員会への出席を主とし、OSHMS全体への積極的な関わりはない　*思考過程1*
- メンタル休業2名とも総務・人事部に所属し、職場は早期復帰を望んでいるが、職場復帰支援体制が未整備であり、復帰に向けた支援がなされていない。この点で看護職に専門的支援を期待している　*思考過程2*

サブ項目

大項目1　行政

■ 行政の動向 ・事業に関連する政策	エネルギー政策において太陽光発電の促進を背景に、太陽光パネルにC社の製品が使われ、需要が伸びている
・労働に関連する政策	
・雇用政策	次年度から、企業は希望する従業員全員に65歳まで雇用機会を確保しなければならない
・安全衛生政策	高年齢従業員に対する社内の施策は未整備
・保健医療福祉政策	健康保険組合のコラボヘルスにおける事業場に向けての施策（特定保健指導、重症化予防）はアウトソーシングにより提供されているが、希望者は少ない

アセスメント
・国のエネルギー施策により業績が伸び、次年度から65歳定年に引き上げがなされる
・健康保険組合の保健事業のうち、特定保健指導は健康保険組合より派遣された管理栄養士が実施しているが、希望者は少ない　＊思考過程1

大項目2　経済

■ 経済の動向 ・経済成長率 ・為替 ・貿易収支 ・失業率 ・業界の経済と動向	C社の地域では、豊富な天然ガスが産出されるため、大手企業の製造工場が数社ある 近年、地域の企業の業績が低迷し、年々事業が縮小され、リストラも行われている。そのなかにあって、C社のグループ全体は好不調の波がなく、順調に業績を伸ばしている 業績好調の背景には、国のエネルギー施策により需要拡大が見込まれ、経営統合で事業規模を拡大したことが奏功している 毎年数名の新規採用があり、県外から大学卒、大学院卒の入社もある。地域全体では失業率が高く、就職困難な地域にあって安定企業として人気が高い 輸出が6割を占め、昨今の円安により収益が上がっている

アセスメント
・国のエネルギー施策により需要の拡大が見込まれ、経営統合で事業規模を拡大した　＊思考過程3

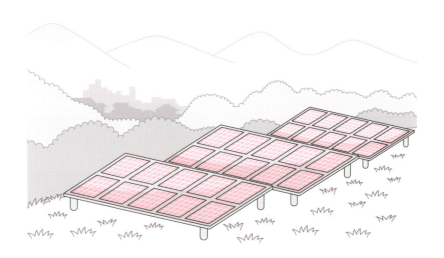

大項目3　環境

■ 物理的環境 ・立地状況	田畑が広がる田園地帯の国道沿いに位置する。最寄り駅は車で30分の距離があり、ローカル線で本数も少ないため、ほとんどが車を利用する車社会の地域である
・気象	気候は温暖であり、冬に雪が積もることはほとんどない
・天災	過去の地震や洪水などでの大きな災害経験はない
・振動	問題ない
・騒音	問題ない
・地盤	安定している
■ 化学的環境 ・悪臭	有機溶剤を使用しているが、局所排気装置が完備されている。作業環境測定は管理区分1で、有害業務の作業環境は良好である
・大気	問題ない
・水質	排水の環境基準は守られている。施設内浄化槽で有害物質をろ過し、排水している
・土壌	土壌汚染の問題はない
■ 生物的環境 ・細菌	山林に囲まれた自然豊かな環境であり、虫や動物（イノシシ、タヌキ）は頻繁に見かける。車通勤者には、動物との接触事故について注意喚起がなされている
・ウイルス	
・虫	工場周辺には草地が多く、蚊、ハチ、ムカデに刺されることがある
・動物	
・植物	近くに山林があり、夏の時期は定期的な草刈りが必要となる。事業場周辺の草刈りは地域のシルバー人材センターに委託している
■ 社会的環境 ・地域との関係性・ネットワーク	地元の小学校に対して、毎年工場見学を受け入れている 生産部の直接員は、地域の商業高校出身者が多い SDGsに取り組み、自然保護活動を行っている
・治安	治安はよい

アセスメント
・温暖な気候で、豪雨、台風の被害が少ない地域であり、自然災害により事業活動が長期的に滞ったことはない
・SDGsに取り組み、自然保護活動を行っている

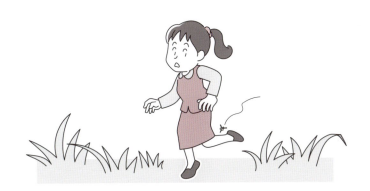

大項目4　社会資源

■ ライフライン ・電気、ガス、上下水道	天然ガスが豊富に産出され、公営の都市ガスが地域全域に供給されており、9割の世帯に普及している 地域の上下水道普及率は、上水道70％、下水道60％と、都市部と比較して低く、地下水の利用や下水道は宅地内浄化槽設置の住宅が多い C社は工業用地下水、天然ガスを利用。停電に備え自家発電装置が完備され、災害時のライフラインは確保されている
■ 生活資源 ・商業施設	C社の近く（徒歩圏）に店舗、飲食店はないため、昼食は社員食堂を利用したり、弁当を持参している
・娯楽施設	映画館、美術館は近隣地域にはない 幹線道路には大型パチンコ店が目立つ
・健康増進施設	C社から車で30分ほどの中核都市に、スポーツジム、体育館、グラウンドがある
■ 保健医療福祉資源 ・保健機関	自治体の保健センターが車で10分ほどの場所にあり、従業員ががん検診で利用することがある
・医療機関	地域の中核病院が車で15分ほどの場所にある 徒歩圏にC社の産業医が勤務する個人医院があり、健診後の受診先として連携している 地域にメンタルクリニックは少なく、いずれも混雑して新規予約がとりにくい 医療機関は不足しており、医療過疎地域といわれている。高度専門医療機関までは車で1時間を要する
・福祉機関	自治体福祉センター、社会福祉協議会、地域包括支援センターが車で10分の場所にある
■ 産業保健サービス ・行政機関	労働基準監督署、労働基準協会は隣市に位置する 町役場には保健師が10名置かれているが、保健師が少ない地域である 管轄保健所で地域職域連携協議会が設置され、行政保健師と産業看護職の合同会議が開催されている
・外郭団体	産業保健推進センターは、車で1時間の県庁所在地にある
・私的機関	周辺地域の産業看護職のリソースは、C社の本社に1名、他企業3社に1名ずつ配置されている
■ 通信システム ・通信網	地域には光通信が入っている 社内は無線LANが敷かれている
■ 緊急対応システム ・防災体制	自治体、社内防災組織が連携しており、C社は災害時の緊急避難先に指定されている 災害無線が各所に設置されている
・救急医療体制	車で10分の公立病院が救急医療機関となっている（労災指定病院）

アセスメント
・天然ガスが安価で供給される地域であり、9割の世帯に都市ガスが普及している
・電気、ガス、インターネットなどライフラインは整備されている
・医療機関は不足しており、医療過疎地域といわれている。高度専門医療機関までは車で1時間を要する
・C社周辺地域の産業看護職のリソースは、C社の本社に1名、他企業3社に1名ずつ配置されている。いずれも大規模事業場である。今回、地域の中規模事業場のなかでは、はじめてC社に看護職が置かれた。本社の看護職が導入を勧めたことが大きな力となった　＊思考過程1

大項目5　交通

■ 交通状況 ・交通網	C社の立地する地域には電車が通っておらず、路線バスは1日4本。9割が車通勤。徒歩、自転車通勤が1割
・交通事情	道路の渋滞はない。駐車場は広く、スペースは十分ある

アセスメント
・電車、バスの公共交通機関が整備されておらず、車社会の地域である。ほとんどが車通勤であり、普段の生活においても近距離でも車を利用する習慣があり、運動習慣のない従業員が全体の半数以上を占める　＊思考過程4

138 ●【事例3】中規模事業場C社（従業員100人未満）

3）C社の総合アセスメントへの思考過程 ……………………………………………

　大項目ごとのアセスメントで導かれた健康課題・強みの1つに焦点を当て、他の大項目のなかから関連する情報・アセスメントを確認し、統合していきます。

　大項目をまたいで全体像をつかみ、課題・強みに焦点を当て、アセスメントした結果からC社の総合アセスメントを導きます。

　次ページに示した図15の「思考過程1」を例に、その思考過程を説明します。

　ここでは、「コア項目8　安全衛生」でアセスメントした「衛生活動が立ち遅れている」という健康課題を統合してみることにしました。

　「コア項目8　安全衛生」では、安全活動はOSHMSを導入し、全社体制でしっかり取り組んでいることがわかります。一方、衛生活動は「コア項目7　健康」から、健康診断、ストレスチェックの事後対応が不十分な現状にあり、特にメンタルヘルス不調による休業者2名がストレスチェックで高ストレス判定が出ていたにもかかわらず、個人、職場への早期介入がなく、その仕組みもなかった状況が浮かび上がりました。

　OSHMSに衛生活動が位置づけられていないことは、「コア項目4　人事・労務・教育」からも、安全教育が実施されているのに対し、衛生教育が実施されていないなど、取り組みの差があらわれています。

　これらの背景には、「コア項目3　人員構成」から、C社の産業保健スタッフとして置かれている嘱託産業医だけではマンパワーが不足していることがうかがえ、「コア項目8　安全衛生」から、休業中の2名の職場復帰支援をはじめ、衛生活動全体の専門的支援を行う産業保健スタッフとして、今回、看護職のサポートを受けることになったことがわかります。

　「コア項目5　文化」からは、コミュニケーションがとりやすく、看護職の受け入れも良好で、看護職への期待も感じます。こうした企業風土は、看護職にとっても、今後、C社を積極的に支援し、期待に応えようとする気持ちを強める力となりました。

＊

　これらのアセスメントを統合し、総合アセスメントを導きます。その結果、「思考過程1」の統合によって得られた総合アセスメントは、以下のようになりました。

【C社の健康課題】

・安全活動は全社体制で組織され、OSHMSを導入して計画的に取り組まれているが、衛生活動においては、健康診断とストレスチェックを行事として位置づけ、組織的な取り組みがなされていない。

・衛生活動も、安全活動と同様に事業場が取り組むことができるようにするために、OSHMSに入れ込み、PDCAサイクルを回す仕組みを構築する必要がある。

　また、この「思考過程1」で見いだされた強みとしては、以下があげられます。

【C社の強み】

・OSHMSに基づく安全活動を展開している。

・衛生活動においてもOSHMSに落とし込むことで、安全活動と同じ体制で推進可能である。

・この点で、産業看護職が衛生活動の基盤をつくることが期待され、専門的支援を提供できる。

以上のように、解説した「思考過程1」と同様の思考過程で、その他にも焦点を当てた大項目アセスメントごとに情報・アセスメントを統合し、総合アセスメントを導いていきます。「思考過程1」と同様に、それぞれ「思考過程2」「思考過程3」「思考過程4」と、4例の統合の過程を図15で確認できます。

　最後に、健康課題・強みの重大性（影響の範囲と程度）と緊急度の視点から、優先度の高さを判断します。そして、実現可能性も踏まえて最終的に優先順位を決定します。優先順位は次のようになりました。

　休業者の職場復帰支援が急がれる「思考過程2」の総合アセスメントを優先順位1とし、その背景にある労働環境の変化による個人、集団のストレス状態を確認するため、「思考過程3」の総合アセスメントを優先順位2としました。そして、フィジカル面でもこれまで行われてこなかった個人、集団の健康支援を行う必要があるため、「思考過程4」を優先順位3とし、優先順位の最後は「思考過程1」としました。今後、組織が安全活動と同様に衛生活動の重要性を認識し、全社で取り組む体制を構築するために、衛生活動をOSHMSに位置づけ、衛生活動のレベルアップを支援したいと考えています。

図15 ● C社の総合アセスメントへの思考過程

思考過程1　　　　　　　　　　　　　　　　　　　　　　　　　　　　　優先順位

大項目アセスメントで焦点を当てた健康課題・強み	左記に関連する情報・アセスメントの統合 ＊項目別シートに「思考過程1」と記載されている情報・アセスメントを参照	総合アセスメント1	
●コア項目8 安全衛生 ・衛生活動が立ち遅れており、安全活動と同じ水準の組織的活動とする必要がある	●コア2 対象集団／組織概要 ●コア3 人員構成 ●コア4 人事・労務・教育 ●コア5 文化 ●コア7 健康 ●コア8 安全衛生 ●サブ1 行政 ●サブ4 社会資源	健康課題：安全活動においては全社体制で組織され、OSHMSを導入して計画的に取り組まれているが、衛生活動においては、健康診断とストレスチェックを行事として位置づけ、組織的な取り組みがなされていない。衛生活動も安全活動と同様に事業場が取り組むことができるよう、OSHMSに入れて、PDCAサイクルを回す仕組みを構築することが必要である 強み：OSHMSに基づく安全活動を展開している 衛生活動においてもOSHMSに落とし込むことで、安全活動と同じ体制で推進が可能である この点で、産業看護職が衛生活動の基盤をつくることが期待され、専門的支援を提供できる	4

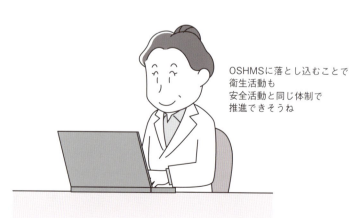

OSHMSに落とし込むことで
衛生活動も
安全活動と同じ体制で
推進できそうね

思考過程2

大項目アセスメントで焦点を当てた健康課題・強み

● コア項目7 健康
・メンタル不調による休業者の職場復帰支援がなされていない

左記に関連する情報・アセスメントの統合
＊項目別シートに「思考過程2」と記載されている情報・アセスメントを参照

● コア2 対象集団／組織概要
● コア3 人員構成
● コア4 人事・労務・教育
● コア5 文化
● コア6 労働
● コア7 健康
● コア8 安全衛生

総合アセスメント2

健康課題：休業者の職場復帰支援に加えてメンタルヘルス体制が未整備のため、一次予防から三次予防まで4つのケア（下記【注】参照）に取り組むことができるよう、担当の総務人事課を支援することが必要

強み：担当の総務人事課は、産業看護職にメンタルヘルス対策の取り組みについて専門的支援を求めている

産業看護職はメンタルヘルスの体制整備に向けて、積極的にC社をリードし、専門的支援を提供できる

優先順位 1

思考過程3

大項目アセスメントで焦点を当てた健康課題・強み

● コア項目1 企業概要
・経営統合により労働環境が大きく変化した

左記に関連する情報・アセスメントの統合
＊項目別シートに「思考過程3」と記載されている情報・アセスメントを参照

● コア1 企業概要
● コア2 対象集団／組織概要
● コア4 人事・労務・教育
● コア5 文化
● コア6 労働
● コア7 健康

● サブ2 経済

総合アセスメント3

健康課題：労働環境の変化は従業員にとって大きなストレス要因となりうる。この時期にメンタル不調による休業者が発生したことから、環境の変化がメンタルヘルスに及ぼす影響をストレスチェックの結果から把握する必要がある

強み：ストレスチェックが実施されており、個人、集団の分析結果を確認することができる

全員面談で個人、集団の詳細なストレス要因を把握することができる（職場の雰囲気、上司のマネジメント・同僚のサポート・コミュニケーション）

優先順位 2

思考過程4

大項目アセスメントで焦点を当てた健康課題・強み

● コア項目7 健康
・個人、集団に対する健康支援を行う必要がある

左記に関連する情報・アセスメントの統合
＊項目別シートに「思考過程4」と記載されている情報・アセスメントを参照

● コア4 人事・労務・教育
● コア7 健康

● サブ5 交通

総合アセスメント4

健康課題：これまで産業看護職が配置されておらず、健診事後の保健指導、健康教育など、個人、集団に向けての健康支援が実施されていなかった。産業看護職が健康支援を実施し、個人、集団の健康リテラシーを上げることが必要

強み：事業場は必要性を理解し、産業看護職を配置した

産業看護職は、個人、集団／組織への健康支援を行うことができる

優先順位 3

【注】厚生労働省がメンタルヘルス対策として推奨する「セルフケア」「ラインによるケア」「事業場内産業保健スタッフ等によるケア」「事業場外資源によるケア」の4つを指す

第4章　集団／組織のアセスメントツール

4）アセスメントによって見えてきたC社

　以上のような過程を経て、情報を整理・分析すると、C社について次のような看護支援のためのポイントが見えてきました。

> ▶休業者の休業中の支援を開始するために職場復帰プログラムを整備運用し、メンタルヘルスケア体制を整備して、事業場が主体的に取り組むことができるようにするために、総務人事課、職場、産業保健スタッフの役割を明確にする。
> ▶衛生活動を安全活動と同様にOSHMSのなかに位置づけ、全社の推進体制づくりを支援する。
> ▶個人、集団の健康支援を行い、健康リテラシーを上げる。

　アセスメントシートを使い、多角的・系統的なアセスメントを行うことにより、課題に関連する状況が明らかになりました。また、強みも認識することができ、総合的なアセスメントは、産業看護支援の質を高めることにつながっていきます。

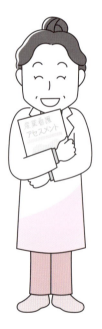

アセスメントによって
看護支援のポイントが
見えてきました

付録

そのまま
ダウンロードして
使えるシート集

そのまま使えるシート（Excel 形式）のダウンロードサービス

付録のアセスメントシートは、以下の URL からダウンロードできます。
アセスメント力の向上、よりよい産業看護活動のためにお役立てください。

- ●個人のアセスメントシート（フェイスシート、領域別シート）
- ●集団／組織のアセスメントシート（項目別シート）

http://www.sociohealth.co.jp/book/detail/30211104/

●フェイスシート ＜個人のアセスメントシート＞

社員番号			国籍／出身地	
氏　名			生 年 月 日	
性　別			入 社 年 月 日	
連 絡 先	TEL		E-mail	
	住所		FAX	

■ ライフヒストリー

時期：〇年〇月（年齢）	内容詳細	時期：〇年〇月（年齢）	内容詳細

■ 異動歴

時期：〇年〇月（年齢）	所属・業務内容

■ 職位歴 ／ ■ 勤務形態歴

時期：〇年〇月（年齢）	内容詳細	期間：〇年〇月〜〇年〇月	内容詳細

■ 特定の業務歴 ／ ■ 業務に関する資格取得歴

期間：〇年〇月〜〇年〇月	内容詳細	時期：〇年〇月（年齢）	内容詳細

■ 安全衛生教育受講歴 ／ ■ 健康教育参加歴

時期：〇年〇月（年齢）	内容詳細	時期：〇年〇月（年齢）	内容詳細

■ 既往・現病歴 ／ ■ 家族歴

期間：〇年〇月〜〇年〇月	内容詳細	続柄	内容詳細

■ 欠勤・長期休業（休職）歴 ／ ■ 健康管理区分歴

期間：〇年〇月〜〇年〇月	内容詳細	期間：〇年〇月〜〇年〇月	内容詳細

■ 就業制限歴 ／ ■ 看護診断歴

期間：〇年〇月〜〇年〇月	内容詳細	時期：〇年〇月（年齢）	内容詳細

● 領域別シート ＜個人のアセスメントシート＞

記入日　　年　　月　　日

領域1　ヘルスプロモーション

【個人的要因】

■ 健康自覚

・健康状態の自覚

・健康の満足度

・人生の満足度

・特定の健康課題に関する自覚

■ 健康課題に関する知識

・健康への関心・知識

・特定の健康課題に関する知識の程度

・現在の作業内容・作業環境が健康に及ぼす影響についての知識

・健康情報の情報源

・健康支援のためのサポートシステムの認識

■ 健康課題に関する意識・態度

・健康に向けて取り組もうと思っている行動

・特定の健康課題に関する意識・態度

・現在の作業内容・作業環境が健康に及ぼす影響についての意識・態度

・行動変容についての意識・態度

・指示された健康管理行動を遵守しようとする意識・態度

・学習意欲

・健康支援のためのサポートシステムの活用意思

■ 健康課題に関する行動

・健康に向けてとっている行動

・余暇の過ごし方

・健康診断受診状況

・喫煙状況（種類、喫煙本数、喫煙年数、禁煙歴、喫煙のタイミング）

・特定の健康課題に関するコンプライアンス

・実施している具体的な行動

・サポートシステムの具体的な活用内容

146 ● 領域別シート（個人のアセスメントシート）

【環境要因】	
■ 家庭	
・人的資源：家庭でのキーパーソン	
・物的資源：家庭での健康支援のための設備	
・文化的資源：家庭での健康情報源	
■ 職域	
・人的資源：職域でのキーパーソン	
・物的資源：職域での健康支援のための設備	
・文化的資源：職域での保健指導や健康教育を受ける機会	
・関係的資源：職域での健康支援サービス、制度	
■ 地域	
・人的資源：地域でのキーパーソン	
：医療機関でのキーパーソン	
・物的資源：地域での健康支援のための設備	
：医療機関での健康支援のための設備	
・文化的資源：地域での保健指導や健康教育を受ける機会	
：医療機関での保健指導や健康教育を受ける機会	
・関係的資源：地域での健康支援サービス、制度	
：適切な医療を受けるための制度	

アセスメント

領域2　栄養

【食生活】

■ 食パターン
- 朝食
- 昼食
- 夕食
- 間食・その他
- 飲酒（頻度、種類、量、主な飲酒場所、飲酒理由）
- 嗜好品
- 健康食品の摂取

■ 食事の好み

■ 食事への関心
- 食欲の変化
- 食への関心・嫌悪感

■ 食事に関する助言
- 具体的内容
- 時期
- 助言に対する知識と意識・態度
- 助言に対する行動
- 影響を受ける可能性のある業務

【体格に関する状況】

■ 体格の変化
- 身長・体重・BMI・皮下脂肪厚（率）・体脂肪率・腹囲
- 変化の状況

■ 栄養代謝に関する変化

【消化吸収に関する変化】

【体液量の状況】
- 水分摂取の状況
- ハイリスク状態を起こしうる状態

アセスメント

領域3　排泄

【排尿】
- 現在の状況
- 変化

【排便】
- 現在の状況
- 変化

アセスメント

148 ● 領域別シート（個人のアセスメントシート）

領域4　活動／休息

【睡眠と休息】

■ 睡眠

・睡眠時間（平日・休日、出社日・在宅勤務日）

・熟睡感

・睡眠を助けるもの

・睡眠障害

■ 休息

・休暇取得状況

・業務中の休憩（休息）

【労働と生活活動】

■ 労働

・業務内容

・勤務制（日勤・交代勤務、就業時間）

・勤務制度（テレワーク・フレックス・時短勤務）

・時間外労働状況

・休日出勤

・作業中の活動量（作業上負荷、作業強度、作業姿勢、作業時間／休憩時間、連続作業時間／休止時間）

・作業環境整備状況

・仕事上の接待・つきあい

・出張（頻度・期間・行き先）

・通勤（手段・片道時間・片道徒歩時間）

■ 生活活動

・家庭での仕事分担

・負担軽減の手段

・運動習慣

・運動の制限

■ 活動の障がい

・身体の障がい（機能的障がいによる活動の障がい）

・時間的拘束

・社内環境・設備の調整の必要性

■ 活動機能

・運動機能（体力測定結果ほか）の変化

・循環、呼吸に関する変調

アセスメント

領域5　知覚／認知

【感覚・知覚】

・感覚・知覚の変化

・補助具の使用

【物事の意味づけ】

■ 物事の受け入れの傾向

・仕事の満足度／悩み

・家庭における満足度／悩み

・地域生活における満足度／悩み

・物事に対する受け入れの傾向

【判断】

■ 判断のしかたの傾向

【理解】

・集中力・注意力の変化

・記憶の正確さ・記銘力の変化

【コミュニケーション】

■ 言語的コミュニケーション

・生活上、主に使用している言語

・職場で主に使用されている言語

・言語に関する障がいとなるもの

・他の言語の使用

・コミュニケーションのための手段

■ 非言語的コミュニケーション

・特徴

■ コミュニケーションの特徴

アセスメント

領域6　自己知覚

■ 外観／身だしなみ

■ 自分についての表現

■ 能力／労働能力

アセスメント

150 ● 領域別シート（個人のアセスメントシート）

領域7 役割関係

■ 職域	
・職域における役割	
・人間関係	
・重要他者の存在	
・最近の喪失（役割・機能・重要他者など）	
■ 家庭	
・家族構成	
・家庭における役割	
・経済状況	
・主たる経済責任者	
・家庭での人間関係	
・重要他者の存在	
・最近の喪失（役割・機能・重要他者など）	
・住居形態	
■ 地域	
・地域における活動・役割	
・地域での人間関係	
・重要他者の存在	
・最近の喪失（役割・機能・重要他者など）	
■ 医療従事者とのつながり	
・産業保健担当者との人間関係	
・地域の医療に関する人間関係	
・重要他者の存在	
・最近の喪失（役割・機能・重要他者など）	

アセスメント

領域8 セクシュアリティ

■ 性機能	
・性機能	
・性的活動や性的行動に関する満足感や悩み	
■ 性に関する課題	
・セクシュアリティに関する悩み	
・セクシュアルハラスメント	

アセスメント

領域9　コーピング／ストレス耐性

【コーピング／ストレス耐性】	
・個人の課題解決方法	
・家庭内の出来事に対する課題解決方法	
・職場内の出来事に対する課題解決方法	
・ある出来事に対する家庭の課題解決方法	
・ある出来事に対する職場の課題解決方法	
・個人のストレス対処方法	
・社会支援システムの活用	
【ストレス反応】	
■ 通常の反応パターン	
・ストレス要因	
・ストレス反応	
■ 現在の反応	
・ストレス要因	
・ストレス反応	
・対処行動	
アセスメント	

領域10　生活原理

【文化】	
【価値観】	
■ 重要な人生上の価値・信条	
■ 生きがい	
■ 働きがい	
■ 価値に影響を及ぼすこと	
【宗教】	
アセスメント	

領域11 安全衛生／防御

【個人的要因】

■ 安全衛生行動へのプロセス

・知識

・意識・態度

・行動

■ 安全衛生に関わる心理的要因

■ 安全衛生に関わる生理的要因

■ 安全衛生に関わる技能

・経験年数

・資格や免許の取得

・修練（習得）度

【外的要因】

■ 職域

・環境要因：物理的環境

　　　　　：化学的環境

　　　　　：生物的環境

　　　　　：社会的環境

・作業要因

・管理要因

・教育要因

■ 地域

・環境要因

■ 家庭

・環境要因

アセスメント

153

領域12 安楽

【身体的安楽】	
【精神的安楽】	
【社会的安楽】	

アセスメント

領域13 成長／発達

■ 身体的成長／発達	
■ 精神的・社会的成長／発達	

アセスメント

● 項目別シート ＜ 集団／組織のアセスメントシート

コア項目

記入日　　　　年　　　月　　　日

大項目1　企業概要

■ 社訓	
■ 経営理念 ・ミッション	
・ビジョン	
・バリュー	
■ 経営戦略 ・企業戦略、事業戦略、機能別戦略	
・中長期計画、経営計画	
■ CSR ・健康経営	
・環境経営	
■ 沿革	
■ 組織 ・組織図	
・国内外拠点	
・事業グループ	
■ 事業内容	
■ 資本金・資産総額	
■ 従業員数	
■ 業績 ・売上高、営業利益、当期純利益	
・金銭以外で示される業績	

アセスメント

付録　そのままダウンロードして使えるシート集

155

大項目2　対象集団／組織概要

■ 組織
・組織図

・国内外拠点

・組織運営

■ 事業内容

■ 事業計画
・計画

・目標

■ 業績
・売上高、営業利益、当期純利益

・金銭以外で示される業績

アセスメント

大項目3　人員構成

■ 従業員数
・性別

・年代別

■ 人種・国籍
・国籍別比率

・使用言語

■ 職位
・性・年代別構成

・管理職1人当たりの従業員数

■ 雇用形態
・直接雇用の内訳とその他の従業員数

■ 職種
・人員分布

■ 生活形態
・世帯

・要介護者の有無

・通勤

アセスメント

156 ● 項目別シート　コア項目（集団／組織のアセスメントシート）

大項目4　人事・労務・教育

■ 就業規則
・就業時間

・時間外労働

・休暇

・休職、復職

・退職、定年

■ 人材活用・能力育成
・社内公募、職種転換

・社内教育、資格取得支援

・留学

・人材交流

■ 役職
・役職体系

・昇進・昇格制度

■ 評価
・評価体系

・評価方法

■ 給与
・賃金体系

・賃金形態

■ 雇用
・雇用制度

・採用制度

・異動制度

・退職制度

■ 育児・介護支援
・育児・介護支援制度

■ 母性保護
・妊娠・出産支援制度

・生理休暇

・就業上配慮

■ 両立支援
・治療と仕事の両立支援

・出生時両立支援

・介護離職防止支援

・柔軟な働き方選択制度等支援

・不妊治療両立支援

・障がい者支援

アセスメント

大項目5 文化

■ 労働組合
・組織率

・体制

・労使協約

・ナショナルセンター

■ 職場風土
・従業員満足度

・帰属意識

・職場活性度

・コミュニケーションの特徴

・トップ方針理解度

・チーム力

・リーダーシップ

・働きやすさ

■ 文化体育活動
・社内のクラブ

■ 福利厚生
・制度

・施設

■ 社内行事
・企業・事業場・職場の行事

アセスメント

大項目6　労働

■ 就業措置
・就業措置

■ 職場環境
・作業環境

・付帯設備

■ 仕事における支援体制
・管理職のタイプ

・管理職と部下との関係

・上司からの支援

・同僚からの支援

・社員からの情報（生の声）

・職場の雰囲気

■ 作業条件
・フリーアドレス

・作業の特徴

・保護具

■ 作業内容
・作業内容の種類とその人数

■ 勤務状況
・勤務制

・勤務制度

・出社率

・残業状況

・欠勤率

・有給休暇取得率

アセスメント

大項目 7　健康

■ 健康診断統計
・法定健康診断

・行政指導による健康診断

・企業ニーズに基づく健康診断

■ 健康調査統計
・生活習慣

・自覚症状

・ストレス・心理的な負担

・健康観、健康意識

・体力測定

■ 健康保険組合との連携

■ 要管理者統計
・要管理者状況

・疾病

・休業

・死亡

・障がい者統計

アセスメント

大項目8　安全衛生

■ 安全衛生規程 ・健康管理規程	
・安全規程	
■ 安全衛生管理体制 ・組織	
・人材	
■ 安全衛生方針 ・基本方針	
・中長期方針	
・年度方針	
■ 安全衛生活動 ・計画	
・実施	
・評価	
・改善	
■ 安全衛生教育 ・体系	
■ 労働災害統計 ・労働災害発生状況	
■ 危機管理 ・体制	
・ガイドライン	
■ 職場の要望・ニーズ	

アセスメント

付録　そのままダウンロードして使えるシート集

サブ項目

大項目1 行政

■ 行政の動向
- 事業に関連する政策
- 労働に関連する政策
- 雇用政策
- 安全衛生政策
- 保健医療福祉政策

アセスメント

大項目2 経済

■ 経済の動向
- 経済成長率
- 為替
- 貿易収支
- 失業率
- 業界の経済と動向

アセスメント

大項目3　環境

■ 物理的環境
・立地状況

・気象

・天災

・振動

・騒音

・地盤

■ 化学的環境
・悪臭

・大気

・水質

・土壌

■ 生物的環境
・細菌

・ウイルス

・虫

・動物

・植物

■ 社会的環境
・地域との関係性・ネットワーク

・治安

アセスメント

163

大項目4　社会資源

■ ライフライン ・電気、ガス、上下水道	
■ 生活資源 ・商業施設	
・娯楽施設	
・健康増進施設	
■ 保健医療福祉資源 ・保健機関	
・医療機関	
・福祉機関	
■ 産業保健サービス ・行政機関	
・外郭団体	
・私的機関	
■ 通信システム ・通信網	
■ 緊急対応システム ・防災体制	
・救急医療体制	

アセスメント

大項目5　交通

■ 交通状況 ・交通網	
・交通事情	

アセスメント

あとがき

　私が産業看護職としての第一歩を踏みだしたのは、産業医科大学専攻科を卒業してすぐの1990年4月でした。産業看護の発展のためにどのように貢献できるかを考えていたとき、1995年に東海大学を拠点とした、自主的な勉強会である「さんごの会」が設立されました。「さんごの会」は、実践者と教育・研究者が半々の構成で、常に15人程度のメンバーが参加していました。私もその勉強会に参加し、仲間とともに産業看護の知識体系構築を目指して活動を続けました。

　その活動のなかで、知識体系の第一段階として、「個人・集団／組織に対するアセスメント」のあり方が検討され、実践に役立つツールが開発されました。ツール作成の際にはさまざまな意見が出され、ときには厳しい討議が続くこともありましたが、私は産業看護の実践者としての意見を盛り込むことに努力し、実践の科学である産業看護学に貢献できたことを喜びとしています。

＊

　2005年に出版された最初のアセスメントツールの本は「個人を対象としたもの」でしたが、2014年には「個人とともに集団／組織を対象としたもの」が出版され、多くの産業看護職に活用していただいたと思います。このたびの出版は、前回から10年以上が経過し、健康課題がより多様で複雑になったことに対応して、収集すべき情報項目を改訂し、さらには、情報・アセスメントの統合、総合アセスメントを、今まで以上にやりやすくするために見直されたものです。

＊

　現在、働く人の健康課題として、メンタルヘルス関連や作業関連疾患（生活習慣病）が大きく取り上げられています。また、高齢化により病気を抱える労働者が増加し、治療と仕事の両立支援や、増加を続けている障がいをもつ労働者、外国人労働者への健康支援も重要性を増しています。

　このように現代の複雑で深刻な健康課題に対しては、個人や集団／組織の状況を的確にアセスメントし、バランスのとれた判断のもとで行う、自律した行動のための支援が欠かせません。そのため、産業看護職への期待は年々高まっています。そして、その期待に応えるためには、産業看護職としての実力向上が求められます。

　今回出版された『産業看護アセスメント――実践のための個人・集団／組織のアセスメントツール』が、産業看護職の資質向上に役立つことを確信し、また、その役割を大いに期待しています。

矢内美雪

執筆者一覧・執筆分担

河野啓子（監修・執筆）‥‥‥‥‥‥ はじめに、第1章
日本産業看護学会理事長
四日市看護医療大学名誉学長

伊藤美千代 ‥‥‥‥‥‥‥‥‥‥ 第2章　1. 看護過程と産業看護過程
東京医療保健大学千葉看護学部
看護学科准教授

山口淑恵 ‥‥‥‥‥‥‥‥‥‥‥ 第2章　2. アセスメントの重要性
元姫路大学看護学部看護学科教授　　　　　　　3. アセスメントの手順
　　　　　　　　　　　　　　　　　　　　　　4. 産業看護アセスメントツールの意義と活用

秋元史恵 ‥‥‥‥‥‥‥‥‥‥‥ 第3章　1. 個人のアセスメントツールの枠組みと構成
ＮＴＴ東日本　　　　　　　　　　　　　　　　2. アセスメントの手順
　　　　　　　　　　　　　　　　　　　　　　3. 事例で学ぶ個人のアセスメントツールの使い方

原　耶苗 ‥‥‥‥‥‥‥‥‥‥‥ 第3章　1. 個人のアセスメントツールの枠組みと構成
ＮＴＴ東日本　　　　　　　　　　　　　　　　2. アセスメントの手順
　　　　　　　　　　　　　　　　　　　　　　3. 事例で学ぶ個人のアセスメントツールの使い方

猪股久美 ‥‥‥‥‥‥‥‥‥‥‥ 第4章　1. 集団／組織のアセスメントツールの枠組みと構成
帝京平成大学ヒューマンケア学部　　　　　　　2. アセスメントの手順
看護学科准教授

吉田　鈴 ‥‥‥‥‥‥‥‥‥‥‥ 第4章　事例1　大規模事業場A社

山田杏子 ‥‥‥‥‥‥‥‥‥‥‥ 第4章　事例1　大規模事業場A社
東京メトロ人事部健康支援センター

瀬戸美才 ‥‥‥‥‥‥‥‥‥‥‥ 第4章　事例2　中規模事業場B社（従業員100人以上）

中村泰子 ‥‥‥‥‥‥‥‥‥‥‥ 第4章　事例3　中規模事業場C社（従業員100人未満）
保健師
合同会社ニコニコヘルス代表

増澤清美 ‥‥‥‥‥‥‥‥‥‥‥ 付録：そのままダウンロードして使えるシート集
ＮＴＴ東日本

矢内美雪 ‥‥‥‥‥‥‥‥‥‥‥ あとがき
キヤノン株式会社

〈監修者プロフィール〉

河野啓子（こうの・けいこ）

1962年、東京大学医学部衛生看護学科卒業。同年、富士電機健康管理センターに勤務。1989年、産業医科大学医療技術短期大学専攻科教授、1995年、東海大学健康科学部看護学科教授、1999年、同大学大学院健康科学研究科看護学専攻主任教授、2004年、日本赤十字北海道看護大学大学院教授、2005年、帝京平成大学ヒューマンケア学部教授を経て、2007年、四日市看護医療大学学長、2013年より同大学名誉学長。また、1996年より日本産業衛生学会産業看護部会長、2012年より日本産業看護学会理事長を務めている。

主な著書：『保健学講座10 地域看護研究』メヂカルフレンド社（共著）、『産業精神保健ハンドブック』中山書店（共著）、『産業心理相談ハンドブック』金子書房（共著）、『すぐに役立つ産業看護アセスメントツール』法研（監修）、『新版 すぐに役立つ産業看護アセスメントツール』法研（監修）、『産業看護実践マニュアル』メディカ出版（監修）、『Q＆Aでわかる産業看護実践』メディカ出版（監修）、『産業看護学』日本看護協会出版会（単著）など

産業看護アセスメント
実践のための個人・集団／組織のアセスメントツール

2024年12月16日　第1刷発行

監 修 者　河野啓子

発 行 者　東島俊一

発 行 所　株式会社 法 研
　　　　　〒104-8104　東京都中央区銀座1-10-1
　　　　　http://www.sociohealth.co.jp

印刷・製本　研友社印刷株式会社　　0101

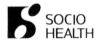

小社は㈱法研を核に「SOCIO HEALTH GROUP」を構成し、相互のネットワークにより、"社会保障及び健康に関する情報の社会的価値創造"を事業領域としています。その一環としての小社の出版事業にご注目ください。

©Keiko Kono 2024 Printed in Japan
ISBN978-4-86756-104-1 C3047　定価はカバーに表示してあります。
乱丁本・落丁本は小社出版事業課あてにお送りください。
送料小社負担にてお取り替えいたします。

JCOPY〈出版者著作権管理機構 委託出版物〉
本書の無断複製は著作権法上での例外を除き禁じられています。複製される場合は、そのつど事前に、出版者著作権管理機構（電話 03-5244-5088、FAX 03-5244-5089、e-mail: info@jcopy.or.jp）の許諾を得てください。